Te 163
1944

RECHERCHE
ANALYTIQUE

DE LA NATURE ET DE LA PROPRIETÉ

DES EAUX MINÉRALES DE VIC

DANS LA HAUTE AUVERGNE,

Suivant les nouveaux Principes de Physique, & de Medecine.

Où l'on decouvre par un grand nombre d'Experiences, la Nature Minérale, & les qualitez merveilleuses de ces Eaux, pour la guerison de plusieurs Maladies.

Avec des Instructions sur les Remédes, qui doivent les précéder, ou accompagner, la conduite, & le régime qu'il faut observer.

Dediée à M. POIRIER Premier Medecin du Roy.

Deriventur fontes tui foras, & in plateis aquas tuas divide. Salom. Lib. Proverb. Cap 5.

Par Me. JEAN-BAPTISTE ESQUIROU Medecin du Roy, Intendant de ces Eaux.

A AURILLAC,
De l'Imprimerie de L. VIALLANES Imprimeur du Clergé de la Ville, du College, & Marchand Libraire. M. DCC. XVIII.

AVEC APPROBATION ET PERMISSION.

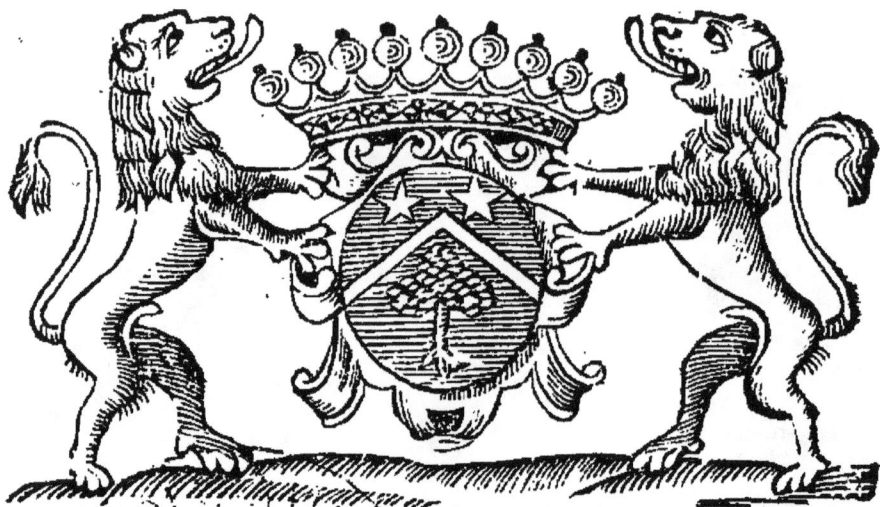

A MESSIRE
LOUIS POIRIER
CONSEILLER DU ROY

EN SES CONSEILS D'ETAT ET PRIVE',

Premier Medecin de Sa Majesté, & Surintendant Général des Eaux, Bains, & Fontaines
Minérales, & Medicinales de France.

MONSIEUR,

Je prens la liberté de vous de-
dier cét Ouvrage, pour vous don-

ner des marques de mòn reſpeƐt , &
du zéle ardent , que j'ay à remplir
les obligations , qui ſont attachées à
la Charge d'Intendant de nos Eaux
Minérales , dont il Vous a plû m'ho-
norer ; animé du juſte deſir de Vous
marquer ma reconnoiſſance , je Vous
prie , MONSIEUR , de vouloir
accepter cét Eſſay , comme un hom-
mage , qui Vous appartient de droit ;
ſi Vous daignez le favoriſer de Vôtre
Approbation , je pourray me flatter
d'enlever les ſuffrages des Sçavans ,
qui admirent tous Vos lumieres ? Qui
avons - nous de plus profond dans les
Sçiences , & de plus conſommé dans

les beaux Arts ? N'est-ce pas cét éminent Sçavoir, qui Vous acquit un applaudissement général dans la plus fameuse Ecole du Monde, lors que Vous y enseigniez ce divin Art, de soulager & de guérir cette multitude presque infinie d'infirmitez humaines? Si n'est-ce pas encore cette Science, à qui rien n'échape, qui Vous a élevé à la Dignité de premier Medecin de Sa Majesté, que Vous remplissez si dignement! Ce seroit ici, MONSIEUR, une occasion favorable de faire vôtre Eloge, en rappellant ces Vertus sublimes, qui forment en Vous une Sagesse peu com-

mune , une pieté édifiante , une douceur prévénante , & une éloquence
naturelle : mais j'en laiſſe le ſoin à
des Plumes plus hardies que la mien-
ne , qui ſçauront les faire paroître
dans tout leur éclat , me renfermant
dans les ſentimens d'admiration &
de vénération avec leſquels je ſuis
trés reſpectueuſement ,

MONSIEUR,

Votre trés humble & trés
obeïſſant Serviteur,
ESQUIROU.

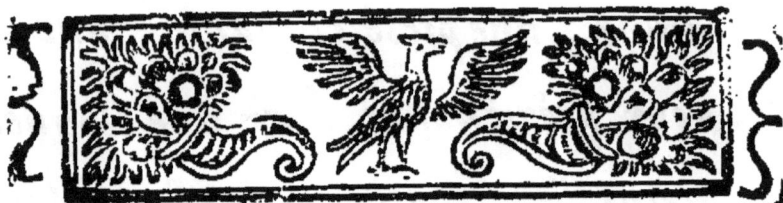

PREFACE.

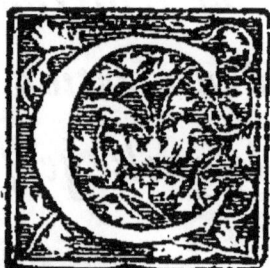

OMME je n'ay pas
deſſein ici, par un
Eloge étudié, de re-
lever la reputation
des Eaux de Vic,
pour étendre encore plus loin leur
credit ; parce que les belles &
fréquentes gueriſons qu'elles opé-
rent tous les jours, font beaucoup mieux leur Panegyrique,
que tout ce que la plus ſublime
éloquence pourroit employer d'ex-
preſſions hautes & pompeuſes

pour en rehaûffer le merite. Je
n'amuferay point auffi le Lecteur
par une longue Préface, me
contentant de donner une idée
générale & abbregée des Matieres, qui doivent former tout le
Corps de cét Ouvrage ; en faifant remarquer en paffant les
motifs, qui m'ont engagé à ce
Travail, la fin que je me fuis
propofée, la forme que je luy
ay donnée ; afin que le Lecteur,
prévenu de cette maniere, trouve, & plus de goût & beaucoup
moins de fatigue dans fa lecture :
& c'eft même ce qui doit faire le
fujet ordinaire des Difcours Préli-
minaires.

AU RESTE, je ne me fuis
pas étudié à plaire au Lecteur,

par un choix prémédité de ter-
mes & de penſées, pour le flater
& mettre en goût par avance,
(ainſi que pluſieurs Ecrivains af-
fectent ;) parce que outre, que
je n'ay pas de ſi heureux talens, je
veux dire, ni la nobleſſe de l'expreſſion, ni cette juſteſſe de penſées, pour mettre au jour de ces
ſortes de productions éloquentes.
J'ay d'ailleurs préféré l'utile à l'a-
gréable, en tâchant de faire paroître la verité toute nuë, ſans ces
vains ornemens de l'éloquence,
qui ſouvent la déguiſent, ou du
moins empêchent qu'elle ne ſe
produiſe avec tout ſon éclat.

CERTAINEMENT je n'au-
rois ſçû me réſoudre de mettre au
jour mes Recherches Analyti-

ques fur la nature de ces Eaux
Minérales, fi j'avois crû pouvoir
me fouftraire, ou dérober aux en-
gagemens de ma Charge d'Intendant de ces Eaux ; dont les fonctions principales, font de faire
connoître au Public, leur véritable merite, & tous les falutaires
avantages qu'on peut efperer de
trouver dans leur ufage, confor-
mément aux intentions de Sa Majefté : à caufe de la difficulté
qu'il y a d'être au goût du Public,
& à l'abry des difcours, fpéciale-
ment d'un certain caractére de
Gens, qu'on a vû regner prefque
dans tous les fiécles, & qu'un
Moderne appelle des Deftruc-
teurs de reputation, qui par une
delicateffe chagrine, s'imaginent
que ce n'eft pas être bel efprit,

que d'approuver, & qui font plus enclins à blâmer, que fçavans à bien faire.

Fertilior feges eft alienis fem-
per in agris.

MAIS parce que la chofe ne me paroit plus libre, en quelque maniere, regardant mon devoir comme une néceffité abfoluë, qui doit me faire franchir tous ces écueils ; & animé d'ailleurs d'une vive inclination, de correfpondre & fatisfaire aux defirs du premier Medecin du Roy l'Illuftre Mr POIRIER, qui m'a fait l'honneur de me choifir & confier ce foin ; fi bien, que je ne fçaurois refter dans l'inaction, ou du moins, fans faire quelques ef-

forts , fans me rendre indigne
pour toûjours de fes regards & de
fes bontez : ainfi , malgré tous
les dangers, dont je puis être me-
nacé , je vay ouvrir mon fentiment , & faire part au Public de
mes Decouvertes ; flatté neanmoins de cette efperance , que
quoyque je ne fois pas affez heureux , que de meriter les bonnes
graces & l'approbation de ce qui
s'appelle de Gens éclaitez & de
bon goût; (car pour celle du vulgaire m'eft affez indifferente , parce qu'il ne juge ordinairement de
ces chofes , que par caprice ou
chagrin) j'engageray les habiles
Gens de ma Profeffion, en excitant leur émulation par ce petit
Effay, qui eft le prémice de mes
veilles , à encherir fur un fujet

auffi important , & qu'on ne fçauroit épuifer ; puis que de la véritable connoiffance de ces Eaux ,
& de leur jufte application , on
peut fe promettre un reméde de
plus efficaces , pour guerir d'un
grand nombre de Maladies. Mais
fi je ne puis me flatter de la gloire
d'avoir réüffi dans une entreprife ,
qui véritablement m'a toûjours
paru beaucoup au deffus de mes
forces , je crois pourtant , que je
pourray me vanter de celle d'avoir
rompu des premiers la glace , &
d'avoir incité les autres.

OR , fi j'ay commencé mes
Recherches par celles de Vic ,
quoyque également engagé pour
d'autres , qui font partie de la
dépendance de ma Charge , je

me fuis crû obligé ·de donner mes
premiers foins à ceux-là , comme
étant des plus confidérables de
tout ce Pays, & dans un plus
grand ufage : ainfi , je commen-
ce d'abord à faire une fuccinte
defcription de la fituation du Pays,
& de l'endroit où ces Eaux font
placées, en faveur de ceux, qui
n'ont jamais été fur les Lieux ;
en fuite , pour rendre les Matieres que je dois traiter plus intelli-
gibles , & fur tout , à la confidé-
ration de ceux , qui n'ont aucune
teinture de Chimie ; en expli-
quant quelques-uns de fes Principes , j'affecte d'en adoucir les ter-
mes & les expreffions les plus ru-
des, afin que perfône ne fe rebutte,
& y trouve dequoy fe fatisfaire; il a
fallu de toute néceffité , avoir re-

cours à tous les artifices des Chimistes , pour diffequer ce fluide élement , afin de déveloper ce principe intérieur minéral , qui se dérobe si industrieusement à nos sens , & qui cependant luy donne un relief singulier , & un credit admirable pour subjuguer ou refréner les impétueuses & malfaisantes saillies de nos humeurs en déroute & corrompuës. Aprez quoy , je me suis appliqué à découvrir , (& cela avant toute œuvre) si ces Eaux étoient véritablement Minérales , & ce qui doit les faire juger telles , où j'ay fait quelques refléxions sur le goût particulier qu'elles impriment, sur le sédiment qu'elles laissent au fonds des bassins , & sur la taye qui leur surnage , pour en découvrir la Cause Physique , pour contenter quelques esprits curieux.

MAIS pour séparer ce même Principe Minéral du corps de l'Eau , où il est intimement incorporé , afin d'en reconnoître sa véritable nature , & pouvoir mieux juger de ses effets , il a été absolument nécessaire d'exposer ces Eaux à l'action du feu , qui ont laissé aprez leur totale évaporation une résidence saline , qui épurée de ses feces & de sa terre , a donné un véritable Sel Minéral , qui s'est fondu & dissout dans l'eau commune , comme tous les autres Sels ; sur lequel ayant fait differens mélanges , dissout dans une liqueur simple avec differentes drogues , je me suis trouvé convaincu

convaincu de sa nature, mais
d'une maniere à ne me rester aucun doute là dessus, aprez l'avoir
mis neanmoins en parallele avec
tous les Metaux, ou Minéraux,
qu'on a jusques ici crû étre de la
composition des Eaux Minérales
& Medicinales; puis que les differentes expériences que j'ay tenté
à ce sujet, ont toutes de concert
concouru à m'affermir dâs le nouveau systeme, que je me suis fait
de leur nature, & m'ont fait ouvrir les yeux, & reconnoître la
fausseté de l'opinion vulgaire : de
cette connoissance, il ne m'a pas
été difficile de passer à celle de
leurs effets ; de sorte, qu'en pour-
suivant toûjours mes Recherches
sur le même pié, je veux dire,
l'expérience en main, j'ay décou-

vert les Maladies, qui peuvent céder à la force de ces Eaux , & dont je fais la description.

CEPENDANT , comme leur bon succez dépend aussi souvent, d'un certain régime & mé. nagement singulier , j'ay crû aussi de la derniere nécessité devoir joindre certains avis , pour régler la conduite de ceux , qui en voudront faire usage , puis que l'experience nous a fait souvent remarquer , que ceux qui suivent un train de vie opposé, ou qui dônent dans certains travers contraires aux loix de la tempérance & de la sobrieté naturelle , bien loin d'y trouver la satisfaction de voir amoindrir leurs maux , & calmer leurs douleurs, ils ont le chagrin

d'en voir fucceder de nouveaux ;
& afin d'infpirer quelque retenuë
à ces fortes de gens, & mème
pour furvenir à de tels inconve-
niens, & dont je fais le détail, je
donne les remédes qui peuvent y
remédier. De plus , comme j'ay
fouvent veu bien des gens cha-
grins , & prefque fur le point de
couper leur Boiffon, & l'abandonner entierement , pour ne fçavoir
decider de certains cas, ou contretemps , j'ay tâché pareillement de
les en éclaircir. Enfin, cōme plufieurs perfonnes peuvent avoir des
raifons particulieres pour ne point
fe tranfporter fur les lieux, & qui
font obligez de faire voiturer ces
Eaux chez eux , j'ay crû , avant
de mettre le féau à ce petit Ouvrage, d'une affez grande confe-

quence , de leur donner mes avis
fur les précautions qu'on doit
prendre , lors du transport.

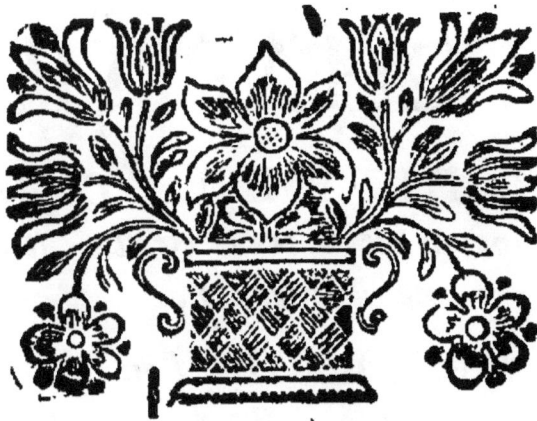

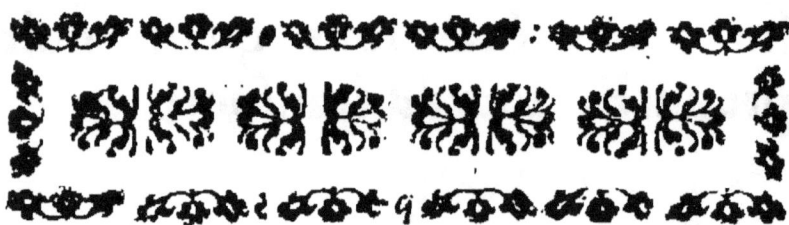

TABLE
DES CHAPITRES.

Fin de la Table des Chapitres.

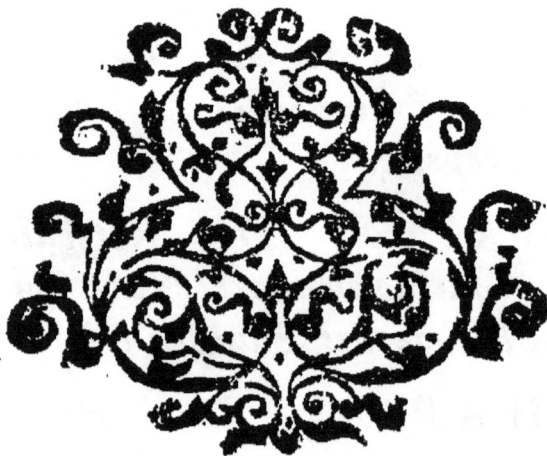

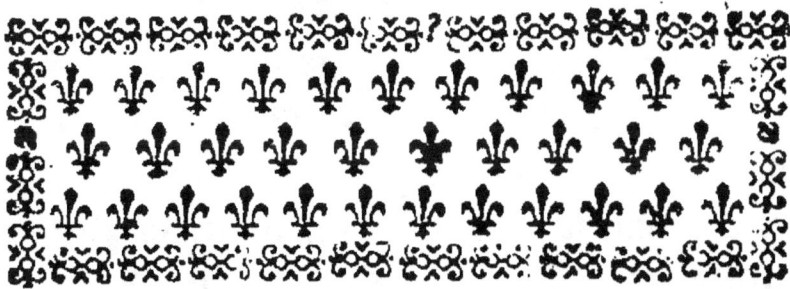

PERMISSION.

VEU la Requête, l'Ordonnance cy - deſſus de Monſieur DELORT Lieutenant Général, du dix - ſeptiéme de ce Mois, & l'Approbation donnée par M. POIRIER Premier Medecin de Sa Majeſté, du ſeptiéme d'Août dernier. Je n'empéche pour le Roy, qu'il ſoit permis au Sieur Eſquirou Medecin de cette Ville, de faire imprimer par Viallanes Imprimeur, pendant le temps, & eſpace de dix années, le Livre, qui a pour Titre : *Recherche Analytique des Eaux Minérales, & Medecinales du Lieu de Vic*

Vic en Carladois ; & que défenses foient faites à tous autres Imprimeurs , & Libraires , de l'imprimer , contrefaire , vendre , ni debiter , à peine de cinq cens livres d'amende , & de confiscation des Exemplaires. Requis ce vingtiéme Septembre mil fept-cens dix-fept.

T R E N T Y *Procureur du Roy.*

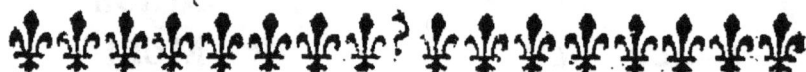

❧❧❧❧❧❧❧❧❧❧❧❧?❧❧❧❧❧❧❧❧❧

VEU la Requête , nôtre Ordonnance du dix-feptiéme du préfent Mois , portant qu'elle feroit communiquée au Procureur du Roy , les Conclufions par luy doanées le vingtiéme de ce Mois , enfemble l'Atteftation de M. Poirier Premier Medecin de Sa Majefté , énoncée en ladite Requête , Nous avons permis audit Sieur Efquirou Medecin de cette Ville , de faire imprimer par Viallanes Imprimeur , pendant le temps & efpace de dix ans , le Livre qui a pour

Titre : *Recherche Analytique des Eaux Minérales & Medecinales du Lieu de Vic en Carladois* ; & que défenſes ſoient faites à tous autres Imprimeurs, & Libraires, de l'imprimer, contrefaire, vendre, ni debiter, à peine de cinq cens livres d'amende, & de confiſcation des Exemplaires. Fait à Aurillac ce vingtiéme Septembre mil ſept - cens dix-ſept.

DELORT Lieutenant Général.

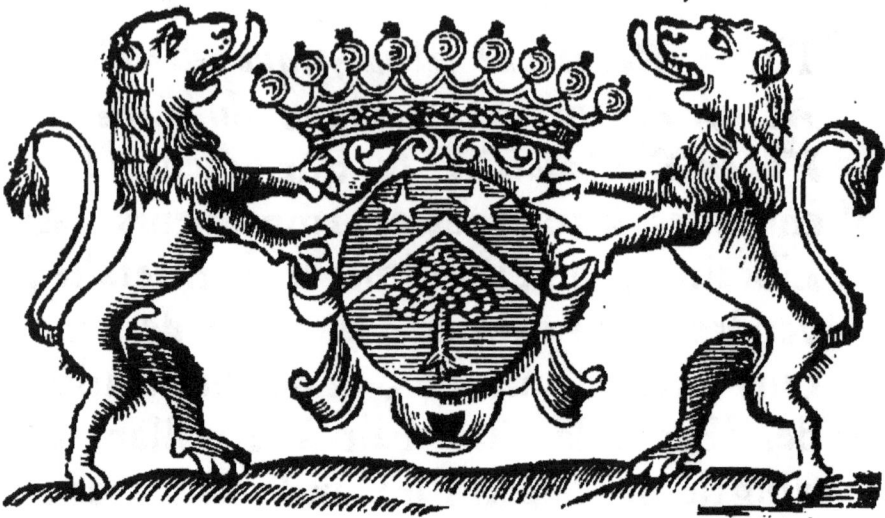

APPROBATION

DE

M^R. POIRIER

PREMIER MEDECIN

DU ROY.

NOUS fouffigné Conſeiller Ordinaire du Roy en ſes Conſeils d'Etat & Privé, Premier Medecin de

Sa Majefté , & Surintendant Général
des Eaux , Bains & Fontaines Minérales & Medecinales de France, Certifions
qu'aprez avoir lû & examiné un Manuf-
crit , qui a pour Titre : *Recherche Ana-*
lytique de la Nature & Proprieté des
Eaux Minérales & Médecinales de
Vic en Carladois , compofé par le Sieur
E s q u i r o u Docteur en Medecine
de la Faculté de Touloufe , Intendant de
ces Eaux , Nous n'y avons rien trouvé ,
qui ne foit conforme aux véritables Principes de Medecine ; & comme ce Ma-
nufcrit eft plein de belles & curieufes Recherches & de Raifonnemens folides ,
Nous en fouhaittons l'Impreffion en faveur du Public.   A Paris ce feptiéme
d'Août mil fept cens dix-fept.

P O I R I E R.

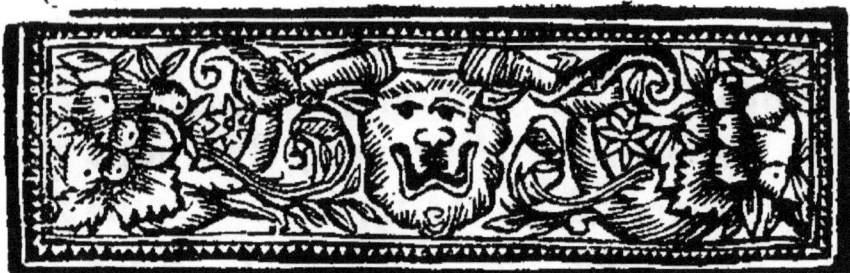

RECHERCHE ANALYTIQUE

De la nature & de la proprieté des Eaux Minérales de Vic en Carladois.

CHAPITRE I.

De la defcription de Vic, & de la fi-
tuation de la Fontaine Minérale.

VIC en Carladois eft une trés
petite Ville dans le Haut Païs
d'Auvergne, au pié des Montagnes du Cantal affez renom-
mées & connuës, par la fertilité & bonté
de leurs pacages : fameufes encore par

la rareté & excellence de leurs Simples ; elle est placée presque sur le bord de la petite Riviere de Ceré, qui tire sa source de ces mêmes Montagnes ; les Villes de son voisinage sont Aurillac, Murat & St. Flour, les Maisons y sont belles, propres & commodes, les Habitans honnêtes, gracieux & prévenans. Cette petite Ville est ornée d'un Siége de Justice trés considerable, d'où ressortent tous les Appaux du Carladois; on y voit aussi un Monastére de Filles suivant la Régle de S. Benoît, qui a été nouvellement fondé par la Maison DE PESTEILS DE MIRAMONT, trés distinguée par son ancienne & illustre Noblesse. Quoyque la vûë dans cét endroit paroisse beaucoup bornée à cause des Montagnes qui l'environnent presque de toutes parts ; néanmoins du côté du midy l'aspect en est assez riant à cause des vastes Prairies, qui se présentent tout le long du Vallon de ce côté-là, & qui forment d'agréables promenades, & utiles aux Beuveurs.

La Fontaine Minérale, qui en fais

un des plus précieux ornemens , eſt
au delà de la petite Riviere de Ceré, &
environ trois ou quatre cens pas immediatement à l'extrémité du Vallon de ce
côté-là, & quoyque ſuivant certains memoires , elle ne fût découverte , que l'an
mil cinq cens ſoixante : neanmoins on a
tout lieu de préſumer , qu'elle avoit été
en uſage dans des ſiécles encore plus re-
culez, puiſque dans le temps qu'on en fit
la découverte, ayant voulu creuſer un peu
avant, pour la nettoyer & y former un
baſſin pour la commodité des Beuveurs,
on y trouva quantité de Medailles d'argent & Empreintes des Effigies dés Em-
pereurs Romains avec differentes Devi-
ſes , Chiffres & Lettres Romaines, comme auſſi des reſtes de pots propres à tenir Drogues & Medicamens, d'une ſtruc-
ture & fabrique trés ſinguliere & aujour-
d'huy inimitable. Si ce rare tréſor s'étoit
dérobé à nos yeux, & comme éclipſé
pendant des ſiécles entiers, on ne peut
l'imputer, qu'à des pluyes extrémement
abondantes, qui formant des ravines

A ij

d'eau & comme des petits torrents le long de ces Montagnes, les avoient inondées & enfevelies.

Or ce qui donna occafion à leur derniere découverte, fuivant ces mêmes Memoires, fut le penchant ou inftinct particulier des vaches qui pacageoient fur les Montagnes voifines, qui affectoient de venir boire ou barboter dans cét endroit, où il ruiffeloit fans doute encore quelque goutte de cette précieufe liqueur, & cela malgré toute la précaution & tous les foins des Bergers : or comme perfonne n'ignore que tout ce qui imprime un goût de falûre a beaucoup d'attraits pour ces animaux, il ne faut pas auffi être furpris fi ces bêtes marquoient tant d'empreffement & de paffion pour en boire, à caufe d'un goût de falûre trés fenfible, dont cette liqueur frappe l'organe du goût en la beuvant.

A quoy faifant attention, plufieurs perfonnes du voifinage fe porterent fur les lieux, & ayant obfervé plufieurs jets d'eau qui rejailliffoient de plufieurs endroits

on s'apperçût, aprez l'avoir goûtée, qu'-
elle avoit quelque chose de fort particulier ; ce qui leur donna occasion d'augu-
rer qu'elle pourroit bien être medicinale ;
& dans cette vûë, on fit appeller presque
d'abord M. Borias pour lors fameux Medecin de Murat , qui aprez les avoir
mûrement considerées , en approuva &
conseilla l'usage pour plusieurs maladies,
& de telle sorte, que tous ceux qui se soû-
mirent à leur épreuve en ressentirent de si
bons effets , que l'on vit leur reputation
en fort peu de temps s'étendre de toutes
parts ,. & un grand Peuple accourir à cette source , non seulement de cette Pro-
vince, mais encore de toutes les voisines.

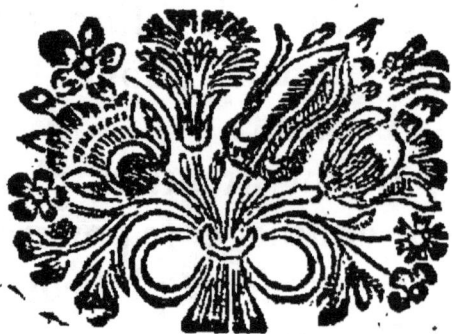

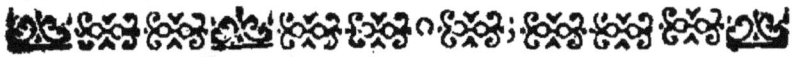

CHAPITRE II.

Où l'on donne une idée des Princi-
pes qui doivent servir de fonde-
ment à tout cét Ouvrage.

COMME ce n'est que par le moyen de la Chimie , que nous pouvons esperer de reüssir dans nôtre entre-
prise , puisqu'il n'y a qu'elle seule qui
soit capable de nous fournir des armes
assez agiles pour disseqer le fluide cristal de nos eaux ; il est important d'a-
voir quelque notion de ses principes :
mais d'autant qu'il se trouve trés peu de
personnes versées dans ce genre de litte-
rature , nous avons crû aussi d'une neces-
sité indispensable, d'en donner ici quelque petite idée , afin de nous rendre in-
telligibles à toute sorte de gens.

Ainsi comme il n'y a point de plus sûr
moyen pour s'instruire à fonds de l'œco-
nomie animale , que d'employer le fer

pour divifer & féparer les differentes parties , qui compofent les corps vivans :
tout de même, il n'y a point d'artifice plus
folide pour connoître & juger de la nature & qualitez des autres mixtes , que
de divifer & féparer leurs parties effentielles les unes des autres, par l'entremife
du feu , laquelle opération eft appellée
chez les Sçavans *Analyfe* , qui reduit
tous les Atomes qui forment les com-
pofez dans le premier plan où ordre de
leur origine en rompant les differentes
combinaifons ou aillages centriques ,
qui leur avoient fait prendre differentes
faces , & concilié differens caractéres.

Mais parce que les Chimiftes ayant
reguliérement obfervé dans la décompofition de tous les corps qu'il en refultoit
cinq fubftances differentes , ils ont crû
auffi qu'ils renfermoient cinq principes
élementaires, tels que l'efprit ou mercure, le fouffre ou huile , le fel Acide ou
Alkali, le Phlegme ou eau , la Terre ou
tête morte; ils ont confideré les trois
premiers comme auteurs des principa-

les opérations du compofé ; & c'eft pour cela , qu'ils les ont appellez Principes actifs , & les deux derniers , comme impuiffans & cadavereux , les ont nommez paffifs , ne fervant que de matrice , ou de fuppots aux premiers.

Ils regardent les premier de tous , qui eft le Mercure , comme la partie la plus fine & la plus deliée du Mixte , dans une perpetuelle agitation , qui luy donne fa principale vigueur & énergie , premier auteur de fa vegetation & accroiffement: il eft fort rare de l'extraire dans toute fa pureté : ainfi s'il eft uni & lié avec des parties huileufes , il fera appellé efprit ardent , comme l'efprit de Vin , de Génievre , &c. Si concentré dans des fels fixes , il prend le nom d'efprit fixe , comme l'efprit de Vitriol , , de Nitre , &c. Enfin , fi allié avec des fels volatils, comme celuy de Vipére , de Crane humain , il eft dit efprit Volatil.

Quand au fecond , qui eft le Souffre , qui fuccede fouvent à ce premier dans la diftillation , ç'eft une fubftance un peu

moins affinée, graffe & onctueuse, qui
par fes parties branchuës & embarraffan-
tes addoucit l'acreté des Sels ; déprime
leur trop grande activité, & comme il
eft fort fouple & pliant, il ne peut re-
fifter aux impulfions des Atomes æthe-
rées, en telle forte que, en étant mû
en tout fens doit paroître fluide ; il eft
fort rare de le tirer pur, étant pour l'ordinaire empreint de quelques efprits ou
fels, comme l'huile de Lavandes, de
Girofle, &c.

A l'égard du troifiéme qui eft le Sel,
qui fe préfente des derniers dans l'ordre
de la diftillation, fe trouve ordinairement
confondu avec la terre, de laquelle étant
féparé & purifié paroît blanc & friable &
fe perd dans l'humide, de fa nature incifif, pénétrant, auteur des faveurs & def-
fenfeur de la corruption ; on le divife en
trois claffes, en fixe, volatil & effentiel,
le fixe ou lixivieux fe tire par la feule
calcination, le volatil fe fublime prefque
de lui-même, ou du moins à la moindre action du feu, & enfin le dernier qui

tient un milieu entre le fixe & le volatil
fe fait par chriftallifation.

Le Phlegme a des parties qui fe meu-
vent en tout fens, propres à pénétrer
les fels, les diffoudre & châtier, il paroît
d'ordinaire des premiers, fa qualité eft
humectante & rafraichiffante. Enfin la
Terre a des parties de differentes façons,
ne s'entre-touchant que par de forts legers contacts, ce qui la rend très poreufe,
friable & caffante, elle fert de receptacle
& de matrice aux précedens ; de l'union
& affemblage de ces differentes fubftan-
ces plus ou moins reguliére & propor-
tionée, il en refulte toute cette variété
admirable des corps qui compofent cét
Univers, & differament temperez, fuivant la fupériorité ou le rang, que ces
differens principes y occupent.

Entre ces Chimiftes il s'en eft trouvé,
qui n'ont pas voulu reconnoître l'efprit
ni le fouffre pour principes, attendu, di-
fent-ils, qu'ils peuvent eux-mémes étre
reduits en d'autres fubftances plus fimples, c'eft à dire en acides ou alkalis,

puifque tous les efprits ne font que des
fels refouts : par exemple , l'efprit fixe
n'eft qu'un compofé de fel effentiel & de
phlegme , l'efprit volatil n'eft qu'un fel
diffout dans un peu de phlegme , & enfin l'efprit ardent eft-il autre chofe qu'un
fouffre exhalté & volatilifé chargé de
quelque fel volatil ; pour le fouffre, lui-
même felon eux, eft un aillage de beaucoup d'acides embarraffez en eux - mêmes , ou dans un peu de terre ou de
phlegme ; à la verité à l'egard du premier ont-ils très jufte raifon ; mais pour
ce fecond on ne fçauroit lui ôter la qualité de principe , puis qu'il a une forme
& des vertus à lui particulieres , qui le
diftinguent de tous les autres : on en remarque de trois efpeces , de fixes comme les refines , d'effentiel comme l'huile
d'Amandes , & de volatil comme l'huile de Romarin.

Mais comme de tous ces Atomes élementaires , le fel eft un des plus remar-
quables , & qu'il femble même concilier au mixte fes plus beaux caractéres,

puifque tous les autres ne paroiffent faits,
que pour refréner & affujettir fa trop
grande volubilité ; nous allons nous attacher à en donner une defcription encore plus exacte : ainfi , comme il frappe
diverfement l'organe du goût , mais fur
tout de deux differentes manieres trés oppofées , c'eft à dire , que tantôt il imprime un fentiment d'aigreur, comme
le fel de vinaigre , de verjus , de limons ,
&c. tantôt un fentiment de falûre
avec amertume , comme le fel d'Abfyn-
the , de la bile ou fiel des animaux ; l'un
jetté fur le fang , le lait , & généralement
fur tous les corps gras & fulphureux les
épaiffit & coagule , l'autre les fond &
liquifie ; ce premier mêlé avec du fyrop
violet , la teinture des fleurs de mauves,
de tornefol, les rougit fort fenfiblement ;
& ce dernier les augmente'en couleur, &
les verdit davantage : les alkalis précipi-
tent la folution du fublimé corrofif, &
les acides ne le font point ; donecques ,
par toutes ces differentes manieres d'agir,
& un grand nombre d'autres , qu'il fe-

roit peut-être ennuyeux de rapporter, il conste qu'ils sont d'une nature bien differente & opposée : celuy qui excitera de l'aigreur sera dit acide, & l'autre, qui outre une impression de salûre laisse une amertume considerable, sera appellé alkali, à cause de la plante du même nom, qui en est trés abondante.

Mais ce qui fait encore mieux voir leur incompatibilité & antipathie ; c'est qu'on ne peut les confondre & mêler dans une juste quantité de liqueur, qu'ils n'excitent des mouvemens sensibles & permanens, accompagnez pour l'ordinaire d'ébullition & de tumulte, suivis encore de l'alteration du sujet qui les renferme:& c'est ce que les Chimistes nous font souvent entendre sous le terme de fermentation : tantôt ce combat paroît sourd & presque insensible comme dans la pâte ; tantôt il se fait remarquer par un certain bruit & sifflement ; comme dans l'huile de tartre avec l'esprit de nitre ; enfin des fois il éclate par des étincelles de feu comme dans la chaux vive imbuë de l'esprit de vinaigre.

Et certainement , on ne doit pas être
surpris d'une guerre si declarée entre ces
deux sels , si l'on fait refléxion sur la
bizarrerie de leur tissu , puisque l'acide a ses parties longues, fuselées & ai-
guës : l'alkali au contraire a les siennes
fort raboteuses , inégales & herissées en
tout sens , qui ne pouvant se joindre par
des contacts fort immediats , laissent
des vuides ou loges assez considerables ,
& trés propres à recevoir les acides par
leurs pointes , qui y étant entraînez par
le torrent de la matiere premiere ne peuvent enfiler en droite ligne ses interstices à
cause de la multitude des points anguleux
qui forment sa surface, & contre lesquels la plus grande partie des acides
va hurter , qui en étant refléchis suivant differentes determinaisons par l'inégalité de leur plan , les acides sont
obligez à tourner en rond & à voltiger
tout au tour de l'alkali , & en commu-
niquant une partie de leur mouvement
aux corps voisins , toutes les parties du

compofé feront mifes en branle : or ce petit tapage inteftin durera jufques à ce que les acides fe feront ajuftez fucceffive-ment avec les alkalis par l'intromiffion de leurs pointes dans leurs pores.

Cela donc pofé, que tous les corps font refouts en ces quatre efpeces de fubftan-ces elementaires , c'eft à dire en falines , fulphureufes, acqueufes & terreufes , il fera par là fort facile de décider de la na-ture d'un mixte quel qu'il foit , puifque fuivant cét Axiome fi accredité dans les Ecoles : *Principialia redolent naturam principii.* Ainfi fuivant le rang de fupé-riroité , de l'un ou de plufieurs de ces principes , ou le degré de déploye-ment , ou de dépreffion le mixte fera doüé de differentes qualitez.

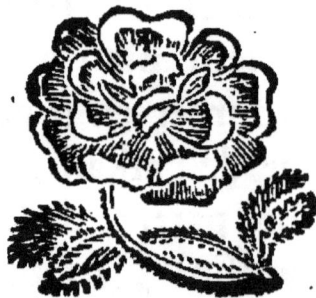

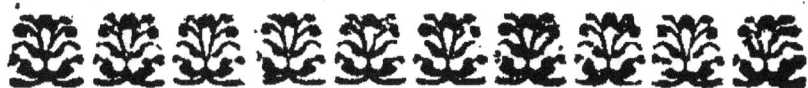

CHAPITRE III.

Où l'on recherche si les Eaux de Vic
font Minérales , & par quel
endroit elles font distinguées des
Eaux simples & communes.

ON appelle communément Sources
Minérales , les Eaux qui rencon-
trant dans leur courfe quelque matrice
minérale dans le fein de la terre avant de
fe produire au dehors , fe chargent de
fes parties les plus folubles , qui font
d'une fi grande fineffe , qui étant égale-
lement répanduës dans tout le corps de
cét élement n'en terniffent aucunement
l'éclat , & luy communiquent cependant une vertu trés finguliére ; différente
neanmoins fuivant la différence des minéraux dont il aura dérobé ces fortes de
fragmens : & c'eft auffi ce qui luy fera

prendre

prendre differents noms , comme fi ces
Eaux en traverfant les differents climats
fouterrains ont tombé fur quelque Miniére de Vitriol feront appellées , vitriolées ; fi elles ont circulé à travers quelque veine de fer , martiales ; fi elles ont
abbreuvé quelque Nitriére ou concre-
tion faline , nitreufes ou falines ; fi elles
ont lavé quelque carriere de mercure ,
mercurielles , ainfi des autres.

Or comme ces corpufcules fubtils détachez des minéraux & flottans dans les
fecrets inftertices du fluide criftal des
Eaux n'obcurciffent en aucune maniere
l'éclat de fon brillant naturel ; il feroit
fort difficile de les diftinguer des autres
Eaux fimples & communes, fi elles ne fe
faifoient remarquer d'ailleurs par quelques effets finguliers.

Le premier , c'eft qu'elles ont un
goût fort particulier , qui eft relatif au
minéral dont elles font impregnées ,
c'eft à dire, qu'il fera alumineux ; fi
elles font chargées d'un fel alumineux ,
qui outre l'impreffion d'acidité , laiffe

B

encore un fentiment d'ftypticité ; fi
d'un fel vitriolique, elles frapperont l'organe du goût d'une certaine acidi-
té acerbe, fuivie de quelque acreté,
&c.

Le fecond, que ces premieres buës
paffent avec beaucoup de celerité, & fe
font promptement jour par quelqu'un des
acqueducs naturels, comme par les fel-
les, urines, &c. dans le temps que
les communes, prifes en la même
quantité, féjournent longtemps, dif-
tendent & gonflent violament toutes nos
capacitez, & incommodent beaucoup.

Le troifiéme, que fi on les expofe
dans un vafe à un petit feu & ménagé,
tout le phlegme étant évaporé, il refte
au fonds du vaiffeau une réfidence ou
marc falé, qui fe rapporte dans fes effets à quelque metal ou minéral : au
lieu, que dans ces dernieres, la réfidence n'eft prefque point fenfible, ni
empreinte d'aucun fel.

Le quatriéme eft, que dans les minérales par l'addition de quelque drogue

acide, ou alkaline, il y furvient quelque changement : fi par exemple, on y mêle de la rapeure de la noix de galles, elles fe parent d'une couleur étrangere, comme les vitriolées en noir, les nitreufes en rouge paillet, &c.

Enfin, les derniers effets, qui font familiers aux Eaux Minérales, font de colorer diverfement les pierres qu'elles touchent & lavent continuellement ; de même que les terres, qui bordent les rivages par où elles s'écoulent ; leur furface eft pour l'ordinaire obfcurcie par une certaine toile, ou nuage limoneux, qui fouvent fe trouve d'une couleur changeante ; elles laiffent encore un fediment & plus copieux, & de différente couleur. Or comme nos Eaux font doüées de toutes ces prérogatives, on doit auffi, fans difficulté, les mettre au rang des Minérales.

Mais parce qu'il eft très difficile de comprendre comme des Eaux pures & fimples, en roulant dans les vifceres de la terre, ont la force de détacher des lam-

baux des parties effentielles des Metaux
& Minéraux , qui font feuls capables de
les dôter fi avantageufement , puifque
le tiffu de leurs parties dans l'état naturel eft fi ferré , que les menftruës les
plus puiffans & les mieux armez ne font
prefque qu'effleurer leur écorce fans pouvoir les diffoudre radicalement , & qui
d'ailleurs foûmis pour la plus - part à la
plus véhémente torture du feu , fouf-
frent une longue fufion , fans rien perdre de leurs qualitez effentielles : par
exemple , quoyque l'on réduife l'or au
moyen de l'Eau Regale en des parties
prefque imperceptibles & impalpables ,
on ne doit pas regarder cette diffolution
comme parfaite & radicale : en telle
forte , que pour comprendre comment
eft-ce que des Eaux fimples peuvent opérer dans le centre de la terre cette diffolution radicale des Metaux ou Minéraux ,
pour en extraire la quintéffence , il faut
de toute néceffité convenir , ou que le
tiffu des parties qui les compofent eft
plus lâche & moins relié dans leurs ma-

trices, ou bien, que les Eaux font rencontre de quelque diffolvant dans les differens circuits qu'elles font obligées de faire à travers les differentes couches de terre, avant de fe produire au dehors, qui eft capable de diffoudre les Metaux & Minéraux.

Nous n'avons point de peine à nous perfuader, que les Metaux & Minéraux font plus folubles & fufibles dans le temps qu'ils commencent à prendre la forme metallique ou minérale, & n'acquierent cette invincible fermeté, que par gradation, ou longue fucceffion de temps : en faifant refléxion, que la nature dans fes diverfes productions, affecte toûjours de proceder par les mêmes régles, & qu'elle eft unanime dans toutes fes loix : fi nous remontons, par exemple, jufques à la matiere premiere de tous les êtres materiels, nous la trouvons, avec tous les Philofophes, molle, fouple, pliante, & trés divifible ; fi nous confiderons les femences des végétaux & animaux dans leur premier âge,

nous les remarquons fluides & coulan-
tes : en effet , font-elles autre chofe ,
que la partie la plus fine & la plus épurée
de la féve végétale , qui contient en
précis toutes les parties effentielles & né-
ceffaires pour former un être de la méme efpece ? lefquelles femences cependant à la longueur du temps fe dévelo-
pent , accroiffent, & fuivant le genre
individuel , parviennent à une folidité
prefque équipollente à celle de plufieurs
Metaux & Minéraux , ainfi qu'elle fe
manifefte dans certains bois , racines &
écorces de la famille végétale , & plus
fenfiblement dans les cornes , ongles ,
dens & os de certains animaux : or puifque tous les corps partent d'une même
fubftance élementaire , je veux dire , du
fel , du fouffre , de la terre & de l'eau ,
diftinguez feulement les uns des autres
par les differens arrangemens ou fituati-
ons , que ces parties élementaires prennent ? Pourquoy ne croirons-nous pas
auffi , que les femences metalliques ou
minérales , ou mieux leurs premiers no-

yaux, font mous & liquides dans leurs
matrices tout comme le refte des autres
femences, qui jettent les premiers fondemens des êtres animaux & végétaux,
& qui à leur imitation, par une longue
fucceffion d'années acquerront une folidité à toute épreuve.

Or , ce qui contribuera le plus à leur
concilier avec le temps cette grande fermeté ou dure confiftance, feront les vives alterations, que leurs parties encore
tendres & délicates, & fufceptibles de
toute forte d'impreffions fouffriront dans
le fein de la Terre, qui feront l'effet de
quelque rude fermentation entretenuë
par l'abord continuel de nouvelles matieres heterogenes, & fur tout, par des effufions de quelque Torrent acide, qui
venant à tomber fur ces matieres encore fermentatives les fixera de plus en plus;
foit encore par l'évaporation du plus liquide, ou par des nouvelles fufions qu'-
une chaleur naturelle ou feu centrique
leur fufcitera. De même qu'il arrive dans
la converfion du fer en acier, puifque

ce dernier ne devient dans cette opération plus dur & plus compacte que par des fusions, ou calcinations & trempes reïterées.

Cependant nôtre hypothese ne pourroit encore passer que pour une pure conjecture, si nous ne trouvions dans quelques Auteurs des exemples de ce que nous venons d'établir, & qui doivent pleinement nous convaincre, que la chose se passe ainsi : & M. Legivre Auteur moderne se rend garant de cette verité, puisqu'il nous assûre avoir vû couler de la mine de fer autour & aux environs de la Fontaine Minérale de Provins, d'une consistance liquide, & à peu prez comme de la lie d'huile, qui exposée à un feu de fonte, laisse une espece de fer brûlé ou machefer. Ce qui encore nous rassûre, que le feu est le veritable artiste naturel des Metaux, c'est que nous avons observé aux environs de Cranssac, & particulierement sur la Montagne, que de feux soûterrains dévorent dépuis plusieurs siécles, & dont les flammes se

manifeſtent encore au dehors une quantité de pierres , où on y diſtingue une
multitude de grains metalliques , qui
ſont l'effet des longues & reïterées fuſions qu'elles ont ſouffert par l'action de
ce feu central , qui les a en partie fait dé-
génerer.

Cela préſuppoſé , il n'eſt aucunement
difficile de comprendre , que des Eaux
ſimples & naturelles venant à faire rencontre dans leur courſe inteſtine de ces
ſortes de Miniéres qui ne ſont que naiſ-
ſantes & embrionées , je veux dire, dont
les principes ſont encore mal liez & peu
unis , & que l'on peut regarder encore
leur matiere , comme une féve metallique liquide, qui n'a ſouffert que des lege-
res fuſions, n'en enlevent quelque portion,
& ſur tout celle qui ſera la plus ſoluble ,
comme le ſel qui en fait la baſe , qui venant à s'étendre ou incorporer dans l'interieur de leur ſphere leur communiquera
des étincelles éclatantes de ſa grande activité, qui feront tout l'appanage de leurs
excellentes vertus pour combattre beau-

coup de maladies : cependant quoyqu'il
n'y ait véritablement que le fel foluble
dans l'humide , elles entraîneront encore par leur grande rapidité quelque portion de terre metallique , ou minérale ,
qu'elles dépoferont avec cela infenfiblement en paffant à travers les pores de la
terre , qui font comme autant de fil-
tres fouterrains , de forte qu'elles fe fairont voir au dehors avec toute leur lim-
pidité naturelle ; que fi même elles en
retenoient quelques parties , on les ver-
roit bientôt précipiter au fonds des cuves
ou baffins où elles répofent , & qui font
la matiere de leur fediment ordinaire : &
par confequent , le fel metallique ou minéral doit étre le principe dominant , le
plus ordinaire de toutes les liqueurs minérales , le phlegme prez , qui luy fert
de vehicule , à caufe de l'infolubilité &
groffiereté des autres , ce qui eft facile
d'obferver dans leur analyfe.

Nous ne pouvons étre du fentiment
de ceux qui admettent un menftruë univerfel généralement répandu dans tout le

trajet interieur de la terre, & dont les
Eaux naturelles se chargent nécessaire-
ment en y circulant, qui n'est autre à
leur avis, que l'esprit acide de l'air ré-
sout en liqueur, & qui pénétre sous la
forme d'une Eau vive, & limpide tout
le vaste sein de la terre, auquel on a
donné le nom de Sel Hermetique, ou
double, qui en s'unissant aux exhalai-
sons salines & alkalines, qui s'élevent
de tous les cantons de la terre à la faveur
des fermentations souterraines, devient un
dissolvant capable de saper & de ronger
jusques aux fondemens des Metaux mêmes les plus solides ; parce qu'ayant fait
voir, que les Eaux simples n'attaquent
que les Metaux ou Minéraux, qui sont
presque d'une consistance liquide, & a-
vant qu'ils soient arrivez à une parfaite
maturité ou solidité, dans laquelle situation elles trouvent assez de prise pour en
extraire la fleur & la quintessence, je
veux dire leur sel, suivant cette maxime si
celebre chez les Chimistes : *Saliva aqueis*
solvuntur. A peu prez de même, que

nous voyons l'eau commune & fimple
en paffant dans le fang, fe charger d'une
quantité confiderable de fes fels, qui fe
manifeftent dans les urines, & de quelque legere portion de terre & de fouffre,
qui eft follicitée à fuivre le torrent de ce
fluide.

D'ailleurs, fi l'on obferve, que toutes
les Eaux fimples font également obligées
de parcourir des grands détours, & de per-
cer une infinité de bans ou tables de terre
avant de fe montrer à la furface, il arri-
veroit, qu'elles fairoient pareillement rencontre de ce fel hermetique, ou diffolvant
généralement diffus par tout, en telle forte
qu'elles ne fçauroient s'empêcher de faire
des diffolutions continuelles, & faute de
Metaux ou Minéraux, elles tourneroient
leur action infailliblement fur d'autres
corps, dont elles romproient le tiffu,
comme pierres, racines, &c. puifqu'elles fe trouveroient armées d'un diffolvant
fi puiffant, ce qui nous priveroit d'avoir
des Eaux pures, fimples & exemptes
de compofition, ce qui eft tout-à-fait

contraire à l'experience : outre que la
multiplicité des étres fans neceffité paffe
pour odieufe chez les Philofophes.

Mais fi l'on a trouvé quelque difficulté pour comprendre la diffolution des
Metaux ou Minéraux extrémement compactes faite par des Eaux vives, il n'en
fera pas de même à l'égard des Miniéres
purement falines, comme celles de nitre, de vitriol, d'alum, de fel gemme, &c. puifque tout le monde fçait,
que tous les corps falez fe fondent au gré
des liqueurs fimples : ainfi, fi quelque
fource d'eau vive vient à tomber deffus
quelque maffe faline de cette nature ac-
cumulée dans quelque caveau foûterrain,
s'en chargera abondamment, & fe pré-
fentera au dehors fous la forme d'une fau-
mure nitreufe, vitriolique, ou alumi-
neufe, qui portera avec elle le véritable
caractére d'une Eau Minérale & Médici-
nale.

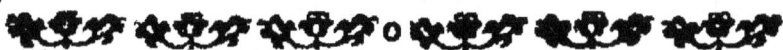

CHAPITRE IV.

De l'évaporation des Eaux de Vic, & de la découverte d'un Sel Minéral.

AVANT de se proposer la résolution de ces Eaux, pour découvrir
le Minéral, qui leur fait produire tant de
merveilles, il est plutôt à propos de les
remarquer & considerer dans leur assiet-
te naturelle, ou suivant qu'elles se présentent dans leur veritable source ;
pour en tirer quelques inductions, ou
consequences favorables dans la suite,
pour mieux encore appuyer le jugement
que nous devons rendre sur la nature &
effets de ces Eaux.

Or, on s'apperçoit d'abord que leur
couleur imite parfaitement bien celle
de toutes les autres Eaux communes &
usuelles, mais si on les observe au goût,

elles le fraperont d'un fentiment trés particulier, je veux dire, qu'on s'y aperce-
vra d'un aiguillon de falûre affez vif,
fuivi de quelque petite amertume ou legere acreté : fi cependant à même temps
on fait attention que fous la même vou-
te il y a deux refervoirs contigus, qui ne
reçoivent que la même Eau, & dont
celles du premier, qui partent immediatement des veines de la Terre, & defquel-
les il fe décharge infenfiblement dans
un fecond, font differentes au goût & à
la couleur de celles de ce dernier ; puifque ces premieres n'impriment à l'organe du goût qu'un fentiment de falûre fort obtus, & paroiffent d'une couleur
beaucoup moins brillante.

La raifon en eft, que celles de ce premier, ne faifant qu'éclorre des entrailles
de la terre, charient avec elles quantité
des craffes terreufes qu'elles ont charpi
des parois de leurs conduits, ou entrai-
nent quelques reftes de Terre ou Souffre minéral : mais comme ce marc terreftre ne fçauroit tout fe précipiter d'a-

bord, & que même il eft entretenu pendant un temps, dans une efpece de tour-
billon par les jets fouterrains, qui le fou-
levent fans ceffe ; il doit arriver que le Sel
qui ne fe détache jamais du corps de
l'eau, & qui eft le grand auteur des faveurs, fe trouvera envelopé dans cette
lie terreftre encore flottante, en forte
que le Sel en fera déprimé & comme ab-
forbé, ce qui rendra infailliblement cette
premiere maffe hydraulique, trouble &
émouffée : au lieu que dans ce dernier,
qui n'en reçoit que lors que l'autre en re-
gorge, ou qu'il en fuinte quelques gout-
tes par certaines crevaffes fecrettes, qui
font la fonction d'un veritable Filtre ; elles y paroîtront foûs un fentiment plus
vif, & foûs une couleur plus brillante ;
parce que le gros de leurs feculences hete-
rôgenes, ou terreftreïtés aura refté dans
le premier vafe : en forte, que le fel y demeurant prefque feul, frappera l'organe
du goût d'une maniere beaucoup plus
fenfible. La couleur de même en fera plus
belle & plus riante ; parce que ces hete-
rôgeneïtez

rogeneïtés terniſſoient l'éclat éblouïſſant de cette liqueur toûjours criſtalline . & c'eſt dans ce dernier baſſin que tous les Beuveurs vont puiſer leur boiſſon.

On remarque encore à leur ſurface une taye , ou toile limoneuſe d'une couleur ſombre & changeante en quel-ques endroits. Or comme cette taye nous paroît au goût inſipide graveleuſe , craquetant ſoûs la dent , aucunement inflammable & ſoluble dans l'eau , nous croyons que ce n'eſt que quelque por-tion de terre qui a été ſubtiliſée , ou al-kooliſée , & extrémement ouverte , ay-ant été longtemps battuë par des lon-gües circulations , & pénétrée par le ſel minéral de ces Eaux , à laquelle quel-que filet ſulphureux minéral pourroit être joint , mais fort inſenſible , qui de cette maniere ſe trouvant beaucoup plus legere , doit néceſſairement prendre le deſſus , & où étant condenſée par l'eſ-prit de l'air , forme un tiſſu en apparence aſſez ſerré. Si on y diſtingue quelques points colorez , qui la font paroître

changeante , c'est l'effet de quelques
parties heterogenes qu'elle renferme , ou
du nitre de l'air , qui la pénètre , qui
luy font refléchir diversement la lumiere.

Si les pierres , qui en font lavées &
arrosées continuellement , prennent une
couleur de rouge foncé , il faut l'imputer à quelques filets sulphureux émanez,
de la matrice minérale , ou de ses environs , qui n'ont pû étre confondus avec
l'eau , étant naturellement immiscibles ,
que par la force de sa rapidité , qui venant tout d'un coup à se reposer , ces
petits filets s'accrochent aux pierres ,
que leur inégalité retient , qui cependant tenant enchaînez dans leurs locules
quelques grains de sel minéral , forment
une surface tant soit peu inégale , capable pourtant par ces petites éminences ou
hauteurs de faire piroüetter les globules
de la lumiere , qui leur tombent dessus ,
dans laquelle modification , les Philoso-
phes font consister cette couleur : en effet , l'expérience nous fait voir , que

toutes les fois que l'on mêle des souffres
avec des alkalis , le mélange tourne sur
le rouge ; ainsi, comme il est certain, que
le sel de nos Eaux tient de cette espéce,
comme il sera cy-aprez demontré; il ne
faut pas aussi étre surpris de voir les pierres de nos bassins ainsi colorées : par
exemple , si l'on fait boüillir dans un
matras une partie de lait avec deux parties d'huile de tartre faite par défaillance,
la liqueur , de blanche qu'elle étoit deviendra rouge ; de même que le souffre commun & le chile aprez avoir boüilli quelque temps avec la chaux vive : en
un mot les alkalis jettez sur le sang aug-
mentent sa couleur rouge.

Si de plus, les terres qui forment le se-
diment, ou la lie que ces Eaux dépo-
sent au fond des cuves ou bassins tirent
sur la couleur de feuille morte ou d'ocre
jaune , cela dépend , ou de la nature de
de ces terres , qui pouvoient avoir cette
couleur naturelle , comme il s'en trouve ,
ou bien parce qu'ayant subi une longue
circulation dans les entrailles de la terre

avec ces Eaux ainſi armées d'un ſel minéral , ont été ſi battuës , que l'ordre
de leurs pores a été perverti par le dérangement de tout le tiſſu de leurs parties , & qui finalement a tourné à former un plan propre à modifier la lumiere d'une telle façon à exciter cette eſpece
de couleur.

Cela obſervé , il eſt temps de proceder à leur décompoſition : or , comme
nous avons fait remarquer dans le Chapitre précédent , que le ſel eſt pour l'ordinaire , le principe actif dominant de
toutes les liqueurs minérales : nous nous
ſommes perſuadez, que puiſque le ſel de ſa
nature eſt plus peſant que le phlegme , &
que ce dernier à la moindre chaleur ſe cô-
vertit en exhalaiſons inſenſibles,il ſeroit facile de les ſéparer , en faiſant réſoudre le
phlegme à une douce vapeur au moyen d'-
un feu fort leger ; en telle ſorte , que le ſel
dont elles ſe trouveront chargées reſtant
ſeul , ou avec quelque terre , de laquelle
étant ſéparé par quelques filtrations ,
nous ayons toute liberté de l'examiner

de plus prez , pour reconnoître & véri-
fier , fa nature & fes effets : en effet , cette forte d'artifice nous a réüffi ,
puifque ayant rempli un vafe degiez
de cette Eau Minérale, lequel nous a-
vons d'abord expofé fur un feu de fable ,
elle s'eft infenfiblement évaporée , &
aprez fon entiere confomption , nous a
laiffé au fonds du vaiffeau une réfidence
faline un peu mucilagineufe de couleur
tant foit peu tanée ou rouffatre , laquelle
ayant fait fondre dans de l'eau de pluye
aprez plufieurs diffolutions , filtrations
& évaporations , il nous a refté un fel
d'une blancheur mediocre , qui avant
ces lotions ou filtrations fe trouvoit un
peu obfcurci par la portion de terre , qui
a demeuré fur le papier gris , lequel fel
appliqué fur la langue, imprime un fentiment de falûre également que la fufdite
Eau , fuivi d'une légere amertume.

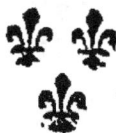

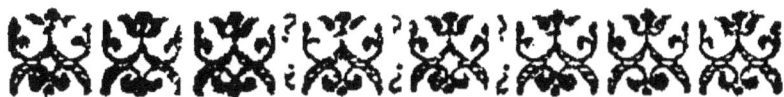

CHAPITRE V.

Des differentes épreuves faites sur le Sel de cette résidence.

APREZ avoir demelé & séparé nôtre Sel du corps de l'Eau , malgré son mysterieux déguisement par le moyen de l'évaporation & des filtrations, nous n'avons point trouvé d'expedient plus assûré pour se convaincre de sa nature , qu'en faisant remarquer les differentes alterations qu'il a produit sur differens mixtes , avec lesquels nous l'avons mélangé , qui suivant les loix les plus stables de la Medecine , & les principes que nous avons cy-devant établis , doivent tenir lieu de demonstration.

En premier lieu , sur une dissolution de ce Sel , ayant ajoûté quelques goutes d'esprit de vitriol , de souffre & de

nitre, ils y ont excité une ébullition ou
effervescence très confiderable, tout de
même qu'avec l'Eau minérale dans fa
fource ; les fucs aigres encore comme des
limons, de verjus & le vinaigre y ont excité pareillemrnt quelques mouvemens :
au lieu que l'efprit de fel armoniac, de
corne de Cerfs, l'huile de tartre par
défaillance, les coquillages calcinez, les
yeux d'écreviffes, les coraux préparez ;
en un mot, tous les alkalis les plus ou-
verts, comme la foude, n'y ont produit aucune émotion fenfible.

En fecond lieu, ayant projetté fur
une diffolution de fubilmé corrofif de l'a-
lum, du virriol & du falpétre, il n'eft
furvenu à la liqueur aucun changement :
au lieu, que nôtre fel minéral l'a d'a-
bord troublée, & y a formé un précipité, & à peu prez, comme les yeux d'é-
creviffes, & l'huile de tartre par défaillance.

En troifiéme lieu, fi fur une infufion
de chaux vive & d'orpiment, on y jette
de nôtre fel, on ne s'y appercevra d'au-

cun changement, & les aigres, comme le verjus & le vinaigre, luy fairont prendre une couleur orangée, ou jaune. De plus, si l'on mêle de nôtre sel avec du sirop violet, le verdit, & le rend presque semblable à de l'huile d'olives, tout comme la teinture de fleurs de mauves ; avec cette différence pourtant, que cette derniere ne devient pas si foncée.

En quatriéme lieu, si l'on met de la résidence de nôtre Eau sur une teinture de tourne-sol, la couleur en deviendra moins éclatante, & il se forme au fonds une espece de précipité, qui tire sur le verd sale : au lieu, que l'esprit de nitre l'alum, luy ont fait prendre une couleur de cerise ; tout comme encore le vitriol & le sublimé corrosif, mais moins vive. Si encore, sur une teinture de garance on ajoûte de nôtre sel, la fait tourner sur un beau rouge, de couleur auparavant d'aurore ou d'or pâle, & à peu prez de même, comme la soude & les coquillages calcinez.

En cinquiéme lieu, il ne paroit pas,

que nôtre fel répandu fur du lait caillé, ou
fur du fang épaiffi augmente leur confif-
rance, comme l'alum & le vitriol : au
contraire, il confpire à leur diffolution ;
jetté fur la flamme d'une chandelle, n'a
point paru decrepiter, ni changer la flamme ; au lieu, que le fel marin & le falpetre l'ont un peu agitée en decrepitant ;
fur une pêle ardente, nôtre fel n'a point
du tout decrépité, ni ne s'eft point diffout, ni changé de couleur ; cependant
le fel marin a fort petillé & noirci ; le falpetre de même a fort decrepité, & s'eft
fondu en fe confommant entierement.

Enfin, & en dernier lieu, ayant
confideré avec beaucoup d'attention nôtre fel minéral à la faveur du microfcope, nous aurions remarqué qu'il avoit
fes parties âpres, irrégulieres & amonce-
lées les unes fur les autres, laiffant avec
cela de grands vuides entre-elles.

Il eft donc maintenant trés évident,
& fur tout, aprez ce que nous avons
fait remarquer ailleurs, que c'étoit-là le
véritable caractére de tous les fels alkalis,

de verdir le firop violet, les teintures
des fleurs de mauves, de précipiter les
diffolutions de fublimé corrofif, de concilier de la liquidité aux corps gras & fulfureux, de fermenter à l'encontre des
corps acides, de ne point fe remüer, ni
s'agiter tombant en concurrence avec des
fels de même nature, &c. que le fel de
la réfidence de nos Eaux eft un véritable
fel fixe alkali ; foit encore, que la difpofition de fes parties correfponde fort
régulierement à celle de tous les alkalis,
étant âpres, irrégulieres & fort poreu-
fes, ainfi que le microfcope nous repré-
fente celles du fel de nôtre réfidence.

Il ne faut pas neanmoins fe perfuader,
que tout le fel de ces eaux foit entierement fixe, parce qu'il n'eft pas aifé de
retenir fon mercure lors de l'évaporation : mais ce qui demontre évidem-
ment fon exiftence, c'eft que lors que
ces eaux ont refté quelque temps puifées,
elles s'émouffent, & paroiffent moins
vives & actives, ce qui n'eft que l'effet
de la fublimation de leur mercure ou fel

volatil, qui cependant eſt de la même
nature que le fixe, puiſque ces eaux,
quoy qu'éventées, fermentent preſque
également hors de leur ſource avec des
acides ; en telle ſorte, que ſi leur eſ-
prit étoit d'une nature étrangere, les effets pourroient en étre differens avant ſa
diſſipation, au lieu qu'ils ne ſont qu'un
peu moins ſenſibles par ſa privation. A
l'égard de leur ſouffre & terre comme
principes, s'y trouvent en ſi petite quantité, qu'ils ſont incapables de les alterer
ſenſiblement ; c'eſt pourquoy, ſans
nous y arrêter, nous allons paſſer à la
recherche de la nature minérale de ce ſel,
auquel tous les merveilleux effets que ces
Eaux produiſent, doivent étre ſpéciale-
ment rapportez.

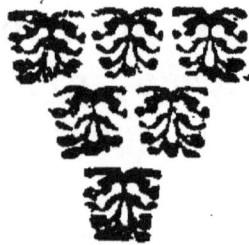

CHAPITRE VI.

Où l'on recherche de quelle nature de Minéral dérive le Sel de nôtre Résidence.

POUR faire donc cette découverte d'une maniere seure & infallible, quoyqu'un peu difficile, il n'ya qu'à parcourir tout le regne metallique & minéral, parce qu'en comparant nôtre Sel à ceux de tous les Metaux ou Minéraux, qui peuvent s'immilcer avec les Eaux, pour leur concilier des qualitez salutaires, nous puissions juger avec quelque certitude, par leurs effets de la similitude, ou du rapport, qu'il peut avoir avec quelqu'un de ceux - là. Or, les Eaux Minérales & Medecinales, jusqu'ici répu

tées & en ufage, font celles, qui reçoivent dans leur compofition, entre les
Metaux le fer & le mercure, ou bien
parmi les Minéraux, le vitriol, le fouffre, le bithume, l'alum, le fel commun, & enfin le nitre.

1°. Quoy que nous venions de de-
montrer, que le fel de la réfidence des
Eaux de Vic, a tous les traits & toutes
les apparences d'un fel alkali, & que par
là, il femble parfaitement bien fimboli-
fer avec le mercure, qui par fa façon
d'agir dans les differens ufages qu'on
l'employe, (en détruifant, ou affoiblif-
fant puiffamment la force des acides,
même les plus indomptables) fe fait regarder comme un alkali des plus accre-
ditez ; cependant, nous ne pouvons
croire que nôtre Sel Minéral puiffe éma-
ner d'aucune carriere de mercure, puis
que l'experience nous fait voir, qu'il ne
peut fouffrir la moindre action du feu fans
prendre l'effor & s'envoler; ce qui dépend
du peu d'union qu'il y a entre fes parties, qui ne font liées & entrelaffées que

par des contacts fort legers : en sorte,
que si le sel de nos Eaux étoit mercuriel,
on ne sçauroit le captiver au fonds du
vaisseau lors de l'évaporation : ajoûtez,
que paroissant insipide, il ne sçauroit
communiquer aux Eaux cette amorce
de salûre, qui se fait sentir si vivement
en les goûtant. Au pardessus, il est trés
certain ; que le mercure s'amalgame facilement avec l'or & le blanchit, & que
si nos Eaux en étoient chargées ; en
mettant une piece d'or suspenduë dans le
vaisseau lors de l'évaporation, on la ver-
roit blanchir, ce qui ne s'observe pas
dans la résolution qu'on en fait.

2°. Le Sel minéral de la résidence des
Eaux de Vic ne participe aucunement
du fer, puis que tous les Chimistes assû-
rent, que le Fer n'est qu'un composé de
Sel vitriolique, de souffre & de terre mal
liez & digerez ensemble : outre que toutes les eaux ferrugineuses, au sentiment
de tous les Auteurs, prennent, join-
tes à la noix des galles, une couleur
de violet foncé ou noire, qui est l'effet sug

tout de son sel vitriolique, ainsi comme par des raisons, que nous déduirons cy-aprez, nos Eaux sont exemptes de vitriol, & dont le fer abonde, lequel n'a jamais passé pour alkali ; il est clair, que nos Eaux ne reçoivent aucune atteinte de la mine de fer.

3°. Nôtre Sel n'est aucunement vitriolique, puis qu'il est certain, que toutes les dissolutions de vitriol prennent une couleur noire à l'instant où l'on ajoûte de la rapûre de noix de galles, de mirobolans, de l'écorce de grenade, & les roses rouges ? cependant nos Eaux avec ces drogues se parent d'une couleur rouge paillette. Ce qui encore confirme, que bien loin que le sel de la résidence ait quelque rapport ou affinité avec le vitriol ; qu'au contraire il luy est opposé, c'est qu'ayant jetté sur une dissolution de vitriol verd, qui avoit pris une couleur obscure avec de la noix de galles, du sel de nôtre résidence, la liqueur s'est clarifiée, & au fonds du vase il s'est formé un précipité obscur ;

que si l'on projette de nouveau vitriol &
de la poudre de galles, la liqueur reprend
sa premiere couleur obscure. De plus,
si l'on plonge une lame de fer dans une
dissolution de vitriol, & sur tout de
celuy de cypre pendant un temps assez
considerable, la colore en façon de cui-
vre, ce que nos Eaux ne font point. Enfin les vitriols impriment sur l'organe du
goût un sentiment d'acidité, accompagné
de quelque austerité, épaississent les liqueurs grasses & sulphureuses, fermentent
avec les alkalis, & nos Eaux Minérales,
ou leur Sel *vice versâ*.

4°. Le Sel de nos Eaux n'a rien de
commun avec le souffre, puis que le
souffre luy-même, suivant les mêmes
Chimistes, n'est autre chose, qu'un
vitriol exalté dans le cœur de la terre : &
cela est si vray, que l'on trouve dans le
souffre, avant qu'il ait été fondu, des
petits morceaux de vitriol ; dans les mines, on les trouve adjacens l'un de l'autre, & dans l'analyse on en retire les
mêmes principes, & sur tout, à la fa-

veur

veur de la campane un efprit acide trés
fort , imitant beaucoup en fes effets celuy de vitriol : ainfi , puis qu'il n'eft
dans fon fonds qu'un acide , il ne fçauroit correfpondre aux effets de nôtre Minéral , qui agit d'une maniere toute contraire , & à la façon de tous les alkalis.
D'ailleurs , il eft encore certain , que le
fouffre noircit les vafes d'argent , ce que
nos Eaux ne font aucunement ; ainfi ,
elles ne fçauroient paffer pour foufrées.
J'entends neanmoins parler du fouffre minéral , & non du fouffre comme principe , lequel peut fe trouver dans tous les
corps , comme il a été déja obfervé.

5°. Nôtre Eau Minérale n'émane
point d'aucune Miniére bithumineufe ,
puis qu'elle n'en retient aucune de fes
qualitez : car il eft d'une odeur fort def-
agréable , de fa nature fort inflammable;
on en tire par l'analyfe beaucoup d'huile ou fouffre & en partie exalté, du fel
& quelque peu de terre , ce qui eft peu
conforme à l'extrait que nous tirons,
lors de la décompofition de nos Eaux,

D

6°. Le Sel de la résidence des Eaux de Vic n'est point un sel alumineux, puis que celuy-ci étant mis sur une pêle ardente boüillonne, ce que nôtre Sel ne fait point. D'ailleurs, tout le monde convient, que l'alum est un sel acide minéral, qui effectivement pince l'organe du goût d'une aigreur fort vive, suivie d'stypticité, il épaissit les liqueurs sulphureuses, rougit le syrop violet, les teintures de tourne-sol, des mauves, & fermente avec les alkalis ; ainsi, puis que nôtre Sel Minéral opère tout le contraire, il ne peut avoir aucune analogie avec luy.

7°. Nôtre Sel Minéral n'est point un sel gemme ou marin, qui sont les mêmes, à part que celuy-ci se tire de l'eau de la mer par christallisation, & le sel gemme des Mines ou Rochers, qui se trouvent dans plusieurs Païs ; parce que nôtre Sel Minéral, outre le goût de salûre qu'il a de commun avec l'autre, laisse encore une impression d'amertume particulière, qui n'est point attachée au

fel gemme ; d'ailleurs jettez feparément
fur differentes teintures, comme du bois
d'Inde, de la Garance, de Tourne-fol, les
colorent diverfément, fans conter encore
que le fel commun rend un efprit acide
trés fort, qui fermente avec des alkalis ;
ce qui prouve trés invinciblement, qu'ils
n'ont prefque rien de commun entre eux.
Maintenant, il ne nous refte qu'à examiner le nitre avec lequel le Sel de nos Eaux
doit néceffairement convenir & fimboli-
fer, ce que nous allons voir dans le Chapitre fuivant.

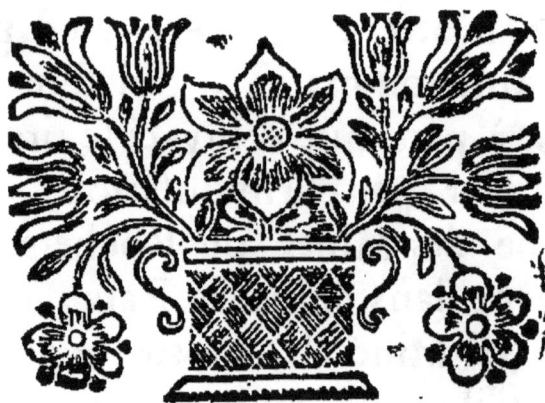

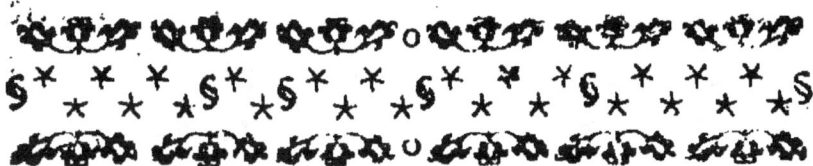

CHAPITRE VII.

Où l'on fait voir que le Sel Miné-
ral des Eaux de Vic, est le véri-
table Nitre des Anciens.

NOUS ne sçaurions étaler, ni dé-
crire au juste les qualitez du Nitre
des Anciens, n'étant plus aujourd'huy
en usage en Medecine, à cause de sa
grande rareté, si nous n'avions recours
aux sçavans Ecrits que nos anciens Docteurs nous ont laissez, où ils publient
toutes les merveilles de leur Nitre, &
les differens usages qu'ils en faisoient dans
leur pratique ; il s'en trouvoit commu-
nement en Egypte qu'on prenoit du Nil,
ou des Nittiéres qui se rencontroient tout
le long & sur les bords de ce fleuve , ou
enfin de l'eau de plusieurs sources ou mi-

nes, au rapport de Mathiole, Agricola,
Libavius, &c. Et M^r. Bernier nous affûre avoir veu un Lac en Egypte dont les
Eaux étoient falées & ameres, tirant fur
une couleur obfcure : & on remarquoit à
leur furface des incruftations de Nitre du-
res & folides , formant comme un corps
de glace, qui au goût avoit quelque rapport au fel marin ; & Agricola ne fait
prefque point de difficulté de le luy com-
parer, car en voici fa defcription. *Sequi-*
tur ei Nitrum cognatum quod etiam fimi-
liter ac fal, aut nafcitur aut conficitur,
aliud fufcum aut Ægyptium deterius, &
Ægyptium amarum eft : Nitri infuper
varia eft figura, &c. Ægyptium verò
fpongiæ modo perforatum effe folet, fed
Nitrum nec in igne crepitat, nec ex eo
exilit. LIB. 3. DE NAT. FOSSIL. Et Pline
rapporte que le Nitre eft prefque fem-
blable à la nature du Sel : *Nitri natura*
non multum à fale diftans LIB. 31. CAP. 10.
Quelques Modernes le font fympathifer
avec le Sel de la Soude, & d'autres regardent encore le Borax comme une efpe-

ce de Nitre, ce qui eſt encore aſſez conforme à l'idée que le ſçavant Mr· Bayle
de Toulouſe nôtre trés honoré Maître en
donne. *Hæc ſalis Nitri ſpecies copioſè
reperitur in variis regionibus Aſiæ, Afri-
cæ & Americæ, iſtæ Sal vocatur etiam
Natron à quibuſdam, & magis partici-
pat de natura Salis alkalici quam Salpe-
træ in quo acidum magis excellit copia &
viribus.* Phys. P. I. Lib. 3. Art. 2. De
Salibus.

Quand au Salpetre ou Nitre vulgaire,
eſt trés different de ce premier, tant par
ſon origine que par ſes effets, puis que
ce dernier ſe tire pour l'ordinaire, ou des
lieux humides, ou des débris des vieux
bâtimens; de là vient, qu'il nous eſt fort
commun, qui n'eſt autre choſe, qu'une
terre fort imbuë & pénétrée de l'eſprit a-
cide de l'air, à laquelle il ſe trouve étroi-
tement uni & fixé, & lequel projetté ſur
des charbons ardens petille & fait exploſi-
ſion, ſoûmis à un feu de reverbere par
le miniſtere de la retorte, rend un acide
trés puiſſant, qui boüillone & fermente

avec chaleur avec des alkalis , joint au
Sel Armoniac , ou fel commun diffout
les Metaux les plus compactes , les Or-
févres l'employent communément pour
féparer l'or d'avec l'argent , au lieu que
les Anciens fe fervoient du leur pour unir
ces deux Metaux. Le Salpetre jetté fur le
feu s'envole & fe confomme entierement,
au lieu que le veritable blanchit & laiffe
quelque peu de cendres, au fentiment
des mêmes Auteurs , l'un eft fort compacte & l'autre fort poreux : dans celui-là
l'acide domine, & dans ce dernier l'alkali y étoit trés manifefte ; le falpetre
décrepite & fulmine , & le nitre des Anciens ne faifoit aucun mouvement fur le
feu. Il n'en faut donc pas davantage,
pour juger de leur grande difference.

Cela donc obfervé , il s'agit de decider avec quel de ces deux là peut-on rapporter, avec quelque vrayfemblance,
le fel de la réfidence de nos Eaux : mais
il me femble, qu'il n'eft préfentement
pas difficile de former un parallele affez
jufte avec l'un de ceux-là , & fur tout ,

avec celuy des Anciens, fur la defcription, qui vient d'être faite de l'un & de
l'autre. Or, puis que fuivant les caractéres que nous avons cy-devant attribuez
au fel de nôtre réfidence, il eft d'un
goût falé avec quelque petite amertume,
approchant en cela beaucoup du fel marin, & d'ailleurs fa fubftance eft fort poreufe, lequel ne décrepite ni ne fait ex-
plofion ? n'eft-il pas très conforme à l'i-
dée, qu'Agricola nous infinuë de celuy
des Anciens : de plus, nôtre Sel Minéral mis fur une pêle ardente ne fe confomme point entierement, comme le
véritable nitre, répandu fur des corps
gras & fulphureux concourt à leur diffolution, ce que le nitre vulgaire ne fçauroit
faire à caufe de fa nature acide.

Enfin, fi nous employons nos Eaux
Minérales aux mêmes ufages que les Anciens employoient les leurs, ou leur nitre,
je veux dire, pour les mêmes maladies,
nous leur verrons produire les mêmes effets, ou opérer de femblables guerifons.
D'ailleurs, on fe perfuadera encore mieux,

que nôtre Sel Minéral n'eſt point un ſal-
petre , ſi l'on fait refléxion qu'on n'a
point encore découvert aucune mine de
ce ſel, puis qu'il eſt naturellement diffus &
confondu avec certaines terres , deſquel-
les on ne peut l'extraire & ſéparer, que par
des lixiviations reïterées , & leſquelles
expoſées de nouveau à l'air pendant quelque temps, s'en chargent de même qu'-
auparavant. Mais tous ces propos ſont
inutiles , puis que le ſçavant M^r· Duclos
de l'Academie Royale des Sciences , a
decidé , que ces Eaux ne renfermoient
que le ſeul nitre des Anciens , dans ſon
examen général des Eaux Minérales de
France. Cependant pour mieux faire
comprendre la choſe , nous allons rapporter les differens effets , que les Anciens attribuoient au leur , qui ſe trouveront conformes à ceux de nos Eaux Minérales dans le Chapitre ſuivant.

CHAPITRE VIII.

*Des Vertus & des Proprietez en gé-
néral du Sel Nitreux de ces Eaux.*

QUOYQUE nous ne puissions
plus douter de la nature & de la
qualité du Minéral, qui anime & vivifie si puissamment nos Eaux & les rend
si souveraines pour combattre un grand
nombre de nos indispositions, aprez ce
que nous venons d'en dire, & d'appuyer sur un grand nombre d'experiences :
neanmoins, parce qu'on juge beaucoup
mieux de la nature des causes par les effets, que des effets par leurs causes ; rien
ne peut mieux aussi affermir le plan que
nous venons d'en faire, qu'en deduisant
tous les effets que le nitre, que nous a-
vons établi seul pour principe actif &
fondamental de nos Eaux peut produire

fur nos humeurs : à cét effet, nous a-
vons encore befoin de nous adreffer à ces
mêmes Oracles de l'Antiquité, pour
nous informer des ufages qu'ils en faifoient, & des bons effets qu'ils en ont
remarquez : pour mieux encore demon-
trer la connexion & le rapport du nôtre
avec le leur.

Voici comme en parle Libavius dans
fon Livre de JUDIC. AQUAR. CAP. 74.
Sed ufus tamén et diligens Minerarum
inveſtigatio, notavit quod per alvum
purgent nitroſæ ut plurimum. Et ſanè ni-
trum & halonitrum ventrem movere no-
tum eſt, & movent etiam veſicam ; ita-
que tales funt ſimul diureticæ quod alii di-
cerent indè fieri quia partìm diſtribuerentur,
partìm in alvo hærerent, abſterſaſque impu-
ritates, obſtructionibus apertis, craſſis inci-
ſis, excretrice ſtimulata excuterent. Et Galien ajoûte en parlant du Nitre : *Si intrò*
fumatur fecat, & extenuat craſſos lentoſ-
que fuccos multò potentius quam fal. LIB.
9. DE SIMPL. MEDIC. FACUL. On n'a
encore qu'à voir dans Hypocrate, & fur

tout, dans fon Livre de la Superfetation,
les differens ufages qu'il en fait, qui
donnent tous dans le même fens. Mais
parce que je n'ay pas deffein de groffir ce
petit Volume par des citations, peut-
étre ennuyeufes & fuperfluës, puis que
le feul détail que Libavius vient de nous
faire, renferme en précis la plus grande
partie des facultez du Nitre ; je renvoye
auffi les plus curieux aux Archives de ces
anciens Docteurs, comme d'Hypocrate, de Galien, Mathiole, & de plufieurs autres, qui en ont traité *ex profeffo*,
comme Pline, Agricola, Libavius, &c.

Il paroit donc de tout ce deffus, qu'ils
regardoient leur Nitre, comme un remede
attenuant, incifif, purgatif, dieureti-
que, aperitif, deterfif, refolutif, &
capable de purifier la maffe du fang de
toutes fes impuretez : en effet, n'eft ce
pas là le caractére de tous les alkalis,
de jouïr de toutes ces prérogatives, d'attenuer, d'évacuer, d'ouvrir, &c. Et
comme dit Vanhelmont au Titre *Potef-*
tas Medicaminum, habent alkalia fixa,

incifivam , abfterfivam , faponariam , & refolutivam proprietatem , & Ethmuler tient à peu prés le même langage ; ce qui eft non feulement conforme à l'idée que nous avons donnée du Sel Minéral de nos Eaux , mais encore à tous les effets qu'elles produifent ; puis qu'il confte qu'elles vuident par l'une & l'autre voye , qu'elles incifent & fondent les corps gras & fulphureux , qu'elles enlevent admirablement bien toute forte d'obftructions , ainfi que l'experience journaliere nous le fait voir.

Enfin , il eft inconteftable , hors de vouloir enfreindre , & d'aller contre les régles les plus certaines de l'Art , que nos Eaux étant munies d'un fel alkali nitreux , de la même nature que celuy des Anciens , qu'elles doivent combattre généralement toutes les indifpofitions , qui reconnoîtront pour caufe , un acide contre nature. Ainfi, comme la fanté confifte dans un harmonieux concert de tous les principes élementaires, qui conftituent le fluide fpiriteux , qui

échauffe, vivifie, & anime sans cesse
par ses allées & venuës continuelles la
machine animale, en imprimant une certaine vicissitude réguliere des mouvemens alternatifs, aux differents ressorts
qui la composent ; s'il arrive, que cette proportion mechanique soit ôtée, par
le déployement, exaltation, ou depres-
sion, de l'un ou de plusieurs de ces mé-
mes principes, leur jeu en sera acceleré
ou relenti, ce qui sera suivi d'une certaine confusion, dans les differentes fonctions qu'elle doit opérer, que son éco-
nomie en sera troublée & dérangée : &
c'est cét état qu'on appelle Maladie.

Or, comme il n'y a point de principe, qui produise de plus grands troubles, je veux dire, un plus grand nombre de Maladies, que l'acide lorsqu'il
vient à dominer dans le lit des humeurs
avec excez, ou dégénérer en prenant
d'autres faces ; au sentiment des plus
grands Arbitres de la Medecine, il n'y
aura point aussi de remede, qui étende
plus loin ces vertus, que celuy qui au

ra affez d'éfficacité pour le dompter :
c'eft pourquoy nos Eaux Minérales , qui
font munies d'un Sel alkali nitreux , qui
luy eft antagonifte , agiront fouveraine-
ment dans toutes ces occafions , & con-
viendront à un fort grand nombre de
Maladies , puis que Galien nous affûre ,
que l'acide eft l'arboutan de tous les
mouvemens de fermentation. *Quæ verò
ex terreftri agitato, elatoque, ebullitio
fermentatioque numcupatur, harum affec-
tionum caufa acidum cognominatur.* LIB.
DE SIMP. MED. FACUL. Et Hypocrate
dans fon Livre de VETERI MEDICINA.
*Sanè fuccus acidus omnium maxime erit
incommodus.*

Et il eft fi vray , que les alkalis corri-
gent & amortiffent la grande corrofion
des acides même dégénérez , foit en é-
mouffant leurs pointes , ou en les mettant en piéces ; foit encore en fervant
comme autant de boucliers , pour parer
les traits les plus vifs de leurs aiguillons ,
en les abforbant ; c'eft à dire , en rete-
nant leurs pointes engagées dans leurs

porofitez, que l'experience nous le fait
toucher au doigt ; puis que fi l'on verfe
des acides , même des plus corrofifs &
des plus exaltez, fur des alkalis, ou alkali-
niformes , on voit convertir leur aigreur ,
auffi pénétrante qu'elle foit , en une
douceur très agréable : par exemple ,
fi l'on verfe de l'efprit de vinaigre , qui
eft très corrofif & très exalté , fur quelque chaux de plomb , comme du lithar-
ge ou de la cerufe , ou bien fur des pou-
dres de pèrles ou de coraux , & que l'on
réduife la diffolution en fel , il chatoüil-
lera agréablement le palais , fans s'ap-
percevoir d'aucune aigreur ; au contraire , il excitera une douceur charmante ,
ainfi quelle fe manifefte dans le fucre de
Saturne ; par conféquent , comme nôtre Eau Minérale eft une véritable teinture alkaline fpiriteufe, ou alkaeft naturel,
nous aurons un reméde très certain, pour
combattre cette multitude de Maladies
produites par des acides : mais , parce
que le nombre en eft fort grand , nous
avons crû important, pour l'utilité du

Public ,

Public , de les rapporter dans un Chapitre particulier , & fur tout , celles que
l'experience nous a appris être vaincuës
éfficacement , ou du moins foûlagées
confidérablement par l'ufage de cette
Boiffon.

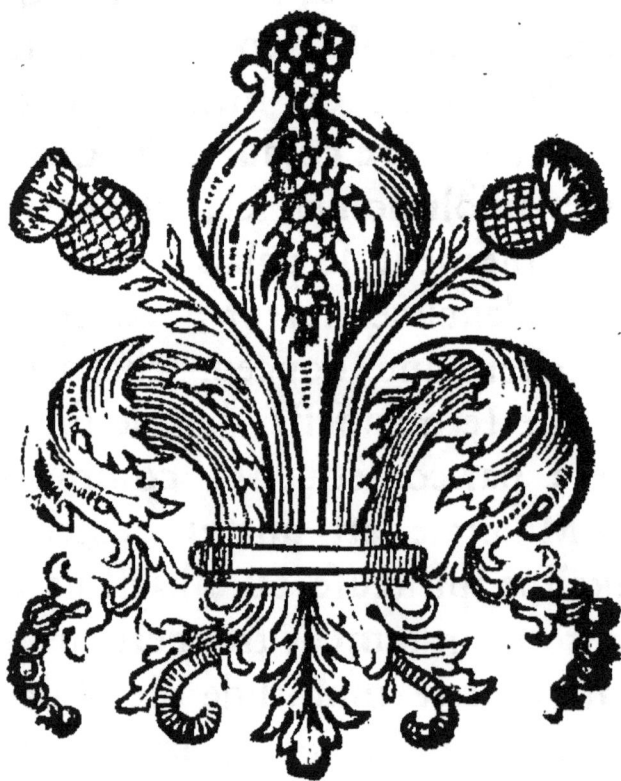

E

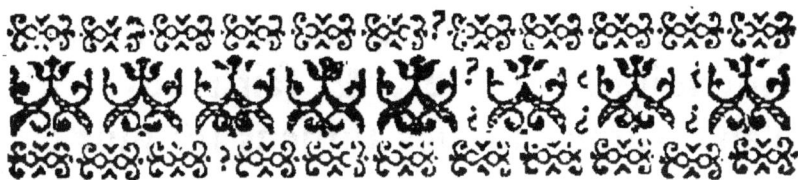

CHAPITRE IX.

Des Maladies en particulier, aux-
quelles les Eaux de Vic
sont appropriées.

L'ACTION de ces Eaux est si
active & si prompte, que les premieres parties de nôtre corps, qu'elles ap-
prochent & lavent, ressentent presque sur
le champ le fruit de leur douce influence,
je veux dire, la bouche, le palais, &
l'œsophage ; puis qu'en lavant la bouche, detergent & enlevent toutes ses
crasses ou limons, qui en s'attachant
aux dents, leur font prendre une couleur
desagreable & les gâtent, en se fixant
vers les embouchures des canaux salivai-
res, les ferment, & privent la bouche

& le palais de ſa roſée lubrifiante & di-
geſtive, dont le défaut cauſe ſouvent
une ſoif importune , & fait trouver de
l'amertume dans les alimens les plus ex-
quis. Si la ſalive tourne ſur une acidité
cauſtique , propre à ulcerer les gencives,
& produit ce que les Grecs nomment
des aphtes , nôtre Eau Minérale corrige
ſon aigreur , & y attire une prompte con-
ſolidation. Si le relâchement de la lüette,
ou des muſcles du larinx , qui ſont trés
ſouvent ſuivis d'enroüeure , vient d'une
pituite lente & groſſiere , nôtre liqueur
alkaline abſorbera les aigres , qui conſ-
piroient à l'entretenir dans cette opiniâtre lenteur , & aprez l'avoir dilayée &
fonduë la précipitera ; & de cette maniere , ces parties reprendront leur premier
tonus , ou degré de tenſion. Si l'œſo-
phage ſe trouve pareillement enduit d'u-
ne eſpece de ſuye émanée des exhalaiſons
de l'eſtomac , qui pourroit imprimer des
mauvais caractéres aux alimens , ces
Eaux la détremperont & entraîneront.

Si en paſſant dans l'eſtomac , ces

Eaux rencontrent fon ferment trop exalté
& trop aigri, qui par des irritations violentes & continuelles, nous porte fans
ceffe à appeter des alimens, elles le dé-
primeront & mortifieront par leur fel
abforbant : ainfi affoupiront la faim canine, ou appetit defordonné ; comme
c'eft là le propre de tous les alkalis,
d'amortir l'action des aigres : que fi au
contraire, le levain ftomacal fe trouve
embourbé dans des collections glaireu-
fes, ou phlegmatiques, & par confequent fans force, nôtre teinture alkaline le dégagera, en attenuant & fondant
ces glaires, puis qu'elle fait quitter prife
aux acides, qui les tenoient dans une
étroite liaifon, & par là elle réveillera l'appetit, qui fe trouvoit affoupi par l'inaction du ferment digeftif ; que fi encore
les glandes ftomacales fe trouvent bou-
chées par des plâtres recuits, ou autres
matieres groffieres & mucilagineufes,
nôtre boiffon nitreufe alkaline en les dilayant les détachera, & par là fufcitera
un plus copieux ferment ; ce qui fera

prendre à l'eſtomac un train de digeſtion
plus loüable, & par conſequent elle ſera
un remede aux indigeſtions. Si l'eſtomac
ſe trouve imbu & ſurchargé par des ſucs
étrangers, ou alimens corrompus, qui
donnent trés ſouvent occaſion à des vo-
miſſemens, cette Eau Minérale détachera & enlevera toutes ces matieres étrangeres & corrompuës, quoy que canton-
nées & collées dans les rides de ſa tunique intérieure, en les précipitant, par
les voyes ordinaires. Si enfin, la digeſtion a tourné par quelque vice particulier
à former des ſels bizarres & de differente
nature, ils imprimeront auſſi à l'eſtomac des ſentimens bizarres, & capables
de faire deſirer des choſes hors d'uſage &
abſurdes, comme il arrive dans le Pica &
Malacia ; nos Eeaux les reduiront en des
moindres maſſes en les fondant, & par
leur ſel nitreux émouſſeront leurs pointes, & modereront leur violence.

Les diarrhées inveterées & opiniâtres,
les dyſſenteries mêmes, qui préſupoſent
preſque toûjours des digeſtions vitiées,

soit qu'elles proviennent d'un levain trop
aigri, ou exalté, qui précipite trop rapidement les alimens, en leur commu-
niquant son aigreur, ou trop foible,
qui ne fait qu'en ébaucher leur dissolution, ou alteré par des sucs formez par
des alimens, qui portoient avec eux un
germe de corruption, ou de venin : ou
enfin, soit que ces maladies tirent leur
origine des sucs pancreatiques, ou pa-
yeriens, devenus corrosifs ou vitrioli-
ques, qui par des irritations violentes,
jettent tout le corps des intestins dans des
contractions continuelles, raclent & dé-
tachent la mûcosité, qui forme une espece d'écorce à leur surface intérieure,
pour défendre les vaisseaux qui y ram-
pent, de laquelle étant dépourvûs, ils
sont facilement entrouverts par cette sau-
mure acide corrosive : or, comme nos
Eaux remedient à ces vices de digestion,
adoucissent & repriment tous les aigres,
par leur sel alkali nitreux, il est facile de
juger de leur succez dans ces occasions.

La colique bilieuse trouve encore un

remede dans ces Eaux , lors qu'elle est
causée par des aigres , qui irritant toutes les parties du bas ventre , & sur tout
la vesicule biliaire , luy font répandre
tout son fiel , qui joint à ces acides flottans dans les intestins , forme une certaine salûre amere , qui y excite des vives
épreintes , & pour l'ordinaire suivie de
dévoyement. Mais comme l'alkali nitreux de nos Eaux , doit mortifier les aigres , qui ont donné occasion à cét épan-
chement de bile , le mal doit ceder ; parce qu'en ôtant la premiere cause , les effets doivent cesser.

Ceux encore , qui seront attaquez de
coliques venteuses , seront soûlagez par
cette boisson alkaëtique ; parce qu'ayant fait voir qu'elle attenuë , divise ,
fond , & évacuë : il est clair aussi ,
qu'elle doit détruire la cause conjointe de
cette affection ; qui consiste dans des
amas pituiteux , qui se trouvant dilayez,
& fondus par des effusions bilieuses , fermentent & se rarefient extraordinaire-
ment , à cause de la constitution tenace,

de l'humeur pituiteuse, qui donnant
entrée à beaucoup d'air, à caufe de fa
grande expanfion, donne occafion à ces
borborigmes & rots, qui l'accompagnent.

La colique nephretique, la chaleur &
tenfion des reins, dont la caufe antece-
dente, eft toûjours un fang tartareux
& vifqueux, qui forme des embarras
dans les reins, en y dépofant le gros de
fon tartre & de fon phlegme, n'y ayant
que la portion la plus fine de la ferofité,
qui puiffe s'y faire jour, gonfle & diftent cette petite région, ce qui eft fuivi
de chaleur & de douleurs vives, & quelque-fois de l'infiltration de l'urine : ce
même marc encore infiltré & fixé dans
les papilles renales, eft fouvent la matiere prochaine du fable ou gravier qui s'y
engendre, & qui finalement tourne à
former une maffe pierreufe, par la jonc-
tion de plufieurs grains fabloneux, ou
d'un feul, qui fert de noyau & de fonde-
ment ; & en fe roulant continuellement
fur luy-même, acquiert plus de volume

& de folidité, à caufe des décharges
continuelles, que le fang y fait de ces
premieres matieres, qui s'endurciffent
infenfiblement, foit par la diffipation
de leur volatil, ou par des effufions nouvelles des falez acides. Or, puis que
nous avons ailleurs prouvé, que nos
Eaux fubtilifent & fondent tous les corps
gras & fulfureux, énervent ou détrui-
fent les aigres, qui les entretiennent dans
une opiniâtre lenteur ; il eft facile de voir
qu'elles doivent être fpéciales à ces indifpofitions; puis qu'elles ne fçauroient tomber fur ces amas de glaires tartareux, fans
faire quitter prife à ces acides, qui les
tiennent dans cét état de fixation, qui
fairont effort pour s'attacher à leur alkali, en abandonnant ces coles pour remplir fes vuides ; de forte, que fe trouvant plus liquides, enfileront les conduits urinaires, avec d'autant-plus de
celerité, qu'elles en feront chaffées &
foüettées ; comme par un petit torrent ;
& de l'autre côté, la maffe du fang,
qui en fera pareillement amandée, ne

fournira plus de ces levains lapidifiques :
en effet , il n'eſt point du tout rare de
voir des graveleux , pendant l'uſage de
cette Boiſſon , jetter du ſable en quantité par les urines.

Ces mêmes Eaux ont encore une vertu toute particuliere , pour debarraſſer
tous les couloirs des tartres fixes , ou
matieres plâtreuſes , qui les enduiſent ,
& font un obſtacle à la ſecretion des recremens , dont la cauſe éloignée doit ſe
prendre de quelque vice de digeſtion, qui
fournit au ſang un chile crû & mal travaillé , qui le rend luy-même bourbeux
& groſſier , & incapable de pénétrer
tous les ſecrets reduits des filieres ſans s'y
arrêter , ou du moins ſans y dépoſer ſon
tartre , ou tout ce qu'il a de plus terreſ-
tre ; en ſorte, que ne pouvant ſe libe-
rer de ſes recremens , il doit néceſſairement ſucceder à ces obſtructions , ou
embarras , beaucoup d'irrégularité dans
les fonctions animales ; ſi par exemple ,
c'eſt le foye qui ſe trouve opilé , la bile
demeurant infiltrée , rompra le tiſſu na-

turel du fang , fe répandra fur toute l'habitude du corps , & luy communiquera
fa couleur jaune , verte , ou noire, fuivant qu'elle fera plus ou moins naturelle , ou alterée , d'où refultera la jau-
niffe , les pâles-couleurs , & toutes les
efpeces dictericies , &c. Parce que
nous avons déja vû , que ces Eaux font
trés favorables aux vices des digeftions ,
combattent efficacement , tant par leur
fel volatil que fixe , cette conftitution
tartareufe & limoneufe du fang , fi propre à étouper tous les conduits de nôtre
corps : ainfi , nous ne fçaurions affez les recommander dans toute forte
d'opilations de foye , de rate , de mef-
entere , & généralement de tous les vifceres , vaiffeaux & glandes , qui font les
fecrets foyers des Maladies chroniques
& rebelles.

La paffion hyfterique , l'affection hy-
pocondriaque , la melancôlie , & généralement tout ce que l'on entend fous le
nom de vapeur , qui reconnoiffent pareillement un fang tartereux & groffier ,

mais chargé de quantité de sels fixes &
& bizarres en partie cristallisez, forme
differens embarras dans differens couloirs, y produit des chaleurs brûlantes,
des duretez & des tensions rebelles, &
par l'acreté de ses sels, en irritant le
systeme membraneux & nerveux, excite dans differentes parties, des douleurs
vagues & inquietantes, & souvent des
convulsions & mouvemens convulsifs,
qui sont des symptomes assez familiers à
ses Maladies; prendront de nouvelles faces à la faveur de ces Eaux, qui adouci-
ront & tempéreront la grande acrimonie
de ces sels irritans & caustiques, en dilayant & émoussant leurs pointes, en
entraîneront même une partie par les selles ou urines; & en rendant le sang plus
coûlant, luy fairont franchir les differentes digues, qui interceptoient son
cours: ainsi, elles apporteront infailliblement quelque soûlagement à ces
maux.

Comme la palpitation du cœur dérive
d'un sang épais & grumeleux, qui ne

peut marcher d'un pas égal dans tous les
tuyaux , & sur tout , dans ceux du poû-
mon , à cause de leur flaccidité ou com-
plication : il arrivera , que si quelque
grumau vient à s'arrêter dans l'artere
pulmonaire , la colomne du sang , qui
sort immediatement du ventricule droit
du cœur , sera obligée à refléchir avec la
même force , & forcera le cœur à se porter , par une espece de soubresaut , vers
les côtes avec beaucoup de rapidité , &
occasionera la palpitation. Or , comme
le sang ne devient grumeleux , que par
des aigres inégalement répandus , &
flottans dans la masse , qui fixant une
partie de ses souffres , les reduisent en
des petits globules. Il est clair , qu'ils
doivent être attenuez & dissous par nôtre alkali minéral , qui fait quitter prise
à tous les acides.

Les douleurs de tête inveterées & migrai-
nes, qui reconnoîtront un sang vapide &
grossier, qui aura de la peine à se faire jour
à travers le tissu délicat du cerveau, y for-
mera des petits embarras, en s'y arrêtant

& tiraillant les membranes du cerveau, y
excitera de la douleur ; ou encore, parce que ce même fang fe trouvera chargé
de ferofitez aigres, qui les pinceront rudement, & produiront à peu prés le même fymptome, & fuivant que l'embarras fera plus ou moins général, ou que
cette ferofité fera inégalement répanduë,
la douleur fera particuliere ou générale :
foit enfin, que ces mêmes maux viennent d'un fang, qui ne peut rouler avec
toute liberté dans toute la peripherie des
vifceres ; en telle forte, qu'étant obligé
à reflüer vers les parties fupérieures, les
furcharge, gonfle & diftent ; ou parce
qu'il eft chargé de fels heterogenes & irritans, par l'infiltration de quelque recre-
ment, qui en traverfant les fecrets reduits
du cerveau, y fera des divulfions affez
grandes, pour y faire fentir de la douleur. Nos Eaux y remédieront, en le-
vant les embarras, qu'un fang ainfi qua-
lifié pourroit y avoir produits, en repri-
mant l'aigreur de cette ferofité, en adou-
ciffant & évacüant ces fels heterogenes.

Comme la cause générale des Fiévres intermittantes , au sentiment de tout les Modernes , est un chile mal travaillé & aigri , qui passant des premieres voyes , dans le torrent des humeurs , trouble la justesse de leur mouvement , soit en leur ôtant la proportion de leurs recremens , soit en les faisant rencontrer plus souvent & plus confusément. Mais , parce que ce levain fébrile , ou matiere aigrie , ne peut étre envelopée , ni incorporée dans la masse des humeurs toûjours dans une perpetuelle agitation , sans changer de face , c'est à dire , qu'elle en sera attenuée , adoucië , digérée & évacüée , aprez avoir essuyé toute la violence de la longue & rude fermentation , qu'elle aura occasioné dans tout le corps de nos liqueurs ; en telle sorte, qu'elle ne sera plus en état d'y exercer les mêmes tyrannies , ou agitations fébriles. Cependant , comme il ne peut se faire , que toute cette matiere , ou ferment fébrile , si exactement broüillé & confondu avec toute la masse humorale , puisse prendre

entierement l'effort par les acqueducs
naturels, comme par les selles, urines
glandes cutanées, qui font les voyes les
plus ordinaires, que toute forte d'humeurs contre nature ont coûtume de pra-
tiquer, lors qu'elles fe trouvent déga-
gées, & comme féparées des autres liqueurs naturelles ; il doit arriver, que
s'il en refte quelque parcelle cantonée
dans l'anfractuofité de quelque glande,
& fur tout, dans celles de l'eftomac,
qui en étoient déja imbuës, ou tunique
des vaiffeaux, elle acquerra de moment
à autre des nouveaux dégrez d'aigreur,
& en s'alliant au ferment digeftif de l'eftomac, qui a d'ailleurs beaucoup de difpofition à s'aigrir, fera tourner les digeftions fubfequentes fur l'aigre, & capable de produire des nouveaux paroxi-
mes, qui feront plus ou moins fréquens,
fuivant la difpofition du fang, plus ou
moins fufceptible de mouvement & de
flagration, qui fera toute la difference
des fiévres ; lequel caractére du fang,
fera plus ou moins propre, à former des

obftructions,

obſtructions , qui les rendra plus ou
moins opiniâtres. Or , comme nos Eaux
rempliſſent trés bien toutes les indica-
tions , qu'on peut tirer de cét état des
humeurs & des levains fébriles , qui
ſont toûjours des aigres : il eſt , ſans
difficulté , qu'on ne peut trouver de plus
ſouverain reméde , & ſur tout , pour la
quarte , qui eſt preſque toûjours ac-
compagnée d'opilations conſidérables ,
de foye , de rate , ou de meſentere , &
qui reſiſte ſouvent aux remédes les plus
efficaces , mais rarement à la vertu de
ces Eaux.

La petite Maladie des femmes , ou
perte menſtruelle , qui eſt ſuſpenduë &
arrêtée par un acide groſſier , qui a déna-
turé la conſiſtance du ſang , par la fixation de ſes ſouffres , & ne peut rouler
qu'à pas lent dans le corps de la matrice , ni ſe decharger de ſon ferment ute-
rin , à cauſe de la liaiſon trop étroite de
ſes principes : il arrivera , que faute de
ferment , cette criſe menſtruelle ne pa-
roîtra plus , laquelle neanmoins pourra

F

être rappellée par l'usage de nos Eaux,
par toutes les raisons, qui viennent d'ê-
tre rapportées.

Les fleurs blanches de ce sexe, qui
proviennent, au sentiment d'Willis,
du suc nourricier trop visqueux, qui en
séjournant dans les glandes de la matrice,
y contracte une aigreur très manifeste,
qui dégénére à la fin en liqueur puru-
lente ; où selon un Auteur anonyme,
il faut les imputer à un sang croupi, &
pourri dans les vaisseaux de la matrice, à
cause des obstructions qui l'y retiennent,
qui dérivent d'un sang visqueux & épaissi
par des acides : il est incontestable, que
nos Eaux doivent être très favorables à
ces indispositions, suivant toutes les
qualitez que nous leur avons attribuées ;
de même qu'à la sterilité de ce sexe, qui
reconnoit très souvent les mêmes causes
& vices.

Puisque la matiere, qui produit la
gale, comme Willis l'assûre, est une
lymphe, qui est retenuë dans les glandes cutanées, qui de salino-volatile de-

vient acide, de même que les derr res,
qui reconnoissent pareillement une humeur acide, mais plus corrosive, infiltrée
dans quelques glandes de la peau ; il est
aisé de juger de l'excellence de nos Eaux à
leur égard, aprez avoir si souvent étalé
leur énergie à affoiblir la puissance des
acides, de quelque nature qu'ils soient.

Comme aussi, il est certain, suivant
l'opinion la mieux reçûë, que le virus
vérolique est un acide corrosif, & que
l'on ne peut étouffer, ni détruire, qu'~
en luy opposant des alkalis tant fixes que
volatils, parmy lesquels le mercure
tient le premier rang (& à juste titre sur-
nommé le grand specifique ;) il est aussi
évident, que nôtre Eau étant une liqueur alkaline, elle doit par un semblable préjugé être reputée antivenerienne.

Les hemorroïdes, qui présupposent
toûjours un sang trouble, gluant &
dormant dans les vaisseaux hemorroï-
daux : qui les distent & gonfle d'une
maniere extraordinaire, & jusques souvent à les faire crever, sont soûlagées par

le ministere de ces Eaux , qui en anéan-
tissant les acides , qui luy donnoient
cette forte consistance , le dilayent &
luy font prendre un train de circulation
beaucoup plus loüable.

Enfin , les Eaux de Vic , convien-
dront généralement à toute sorte d'he-
morragies ou pertes de sang , qui auront
pour cause un acide corrosif , qui déchi-
rera le tissu des vaisseaux , ou qui aggran-
dira trop les pores de communication ,
en rongeant leurs paroirs , & donnera de
cette maniere liberté au sang de s'échaper
par quelqu'une des extrémitez de ses vais-
saux capillaires , par les raisons si souvent alleguées.

J'aurois encore sujet de pousser plus
loin cette théorie , parce que les Patho-
logistes m'apprennent , qu'il y a encore
d'autres Maladies , qui dépendent d'un
certain caractére d'humeurs viciées pareillement par des acides contre nature.
Mais comme je ne me suis proposé , que
de mettre en avant les Maladies , dont
j'ay vû quelque succez , à la faveur de

ces Eaux, je me reserve d'en parler dans une autre occasion, si le temps me fait remarquer, qu'elles soient propres à autres, qu'à celles dont je viens de faire le succint détail.

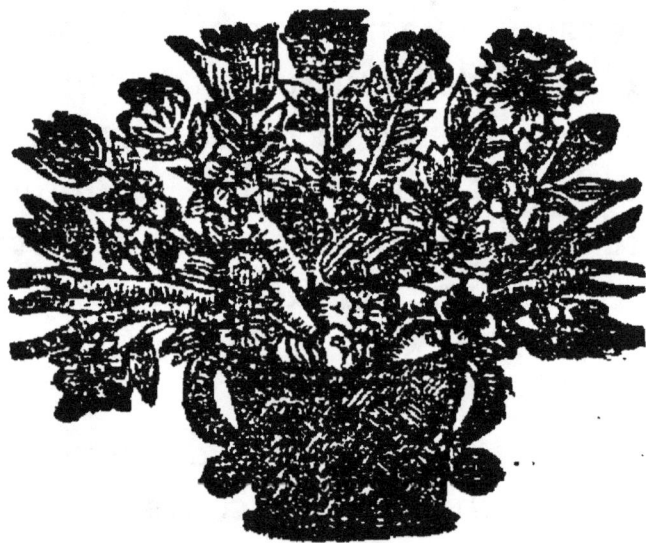

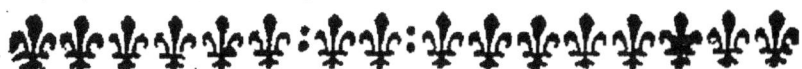

❧❧❧❧❧❧❧❧:❧❧:❧❧❧❧❧❧❧❧

CHAPITRE X.

Des Remédes Généraux , qui doi-
vent précéder , ou accompagner
l'ufage des Eaux de Vic.

C E n'eſt pas aſſez que de ſçavoir ,
que les Eaux de Vic renferment un
Sel Minéral Alkali Nitreux , qui fait
tout l'appanage de leurs rares vertus ;
comme auſſi , quelles ſont les Maladies
auxquelles elles convienent particúliére-
ment : mais encore , il eſt trés important , d'étre inſtruit des maximes ou
ménagemens , dont il faut accompagner , ou faire précéder à leur uſage,
pour ſeconder leur action , & favoriſer
leur ſuccez ; puis que le grand Maître de
la Medecine , nous fait entendre dans
un de ſes Aphoriſmes, qu'il faut appuyer
la force du remede , par tous les ſecours
extérieurs : *Nec ſolum ſe ipſum preſta-*
re oportet oportuna facientem , ſed & æ-
grum & aſſidentes & exteriora. L'expe-

rience même journaliere nous apprend ,
que les plus grands specifiques ont bé-
foin d'étre fecondez : par exemple, le
Kina , un des remedes le plus fameux
pour les fiévres , fuccomberoit fouvent,
fi on n'employoit auparavant les purgatifs , ou autres remedes préparatoires ;
de même , que le Mercure , ce celebre
antivenerien , fi avant de l'adminiftrer,
on n'avoit foin de luy dégager & ouvrir
les voyes par quelques remedes généraux : nôtre Eau Minérale pareillement , pourroit fruftrer la plufpart des
Beuveurs de leur plus douce attente , fi
un chacun les beuvoit au gré de fon caprice , fans régle , ni ménagement.
Ainfi , ceux qui placeront leur confiance
dans l'ufage de cette falutaire Boiffon ,
pour détruire la caufe de leur Maladie,
feront obligez de mettre en pratique quelques autres remedes généraux , & fuivre
exactement le régime de vie , que nous
allons cy-aprez leur prefcrire , pour par-
venir beaucoup plus feurement à l'heureu-
fe fin , qu'on fe propofe dans leur ufage,

On préſuppoſe dabord, que perſonne ne s'engage témérairement à uſer de ces Eaux, je veux dire, ſans quelque indiſpoſition actuelle, ou prochaine, dont on a déja quelques preſſentimens, moins encore ſans l'avis d'un Medecin éclairé & habile, qui aura ſur tout, une connoiſſance particuliere des Eaux Minérales : car il n'arrive, que trop ſouvent, de voir des perſonnes maltraitées par ces mêmes Eaux, non pas, parce qu'elles renferment quelqué choſe de contraire & de pernicieux, comme quelques ignorans pourroient le ſoupçonner, mais par l'abus qu'on en a fait.

Quod potu peccas, ignoſcere tu tibi noli,
Nam nullum crimen vini eſt, ſed culpa bibentis.

Puis que la pluſpart les prennent de leur propre mouvement, ſur l'idée générale qu'elles ſont rafraichiſſantes, & qu'il eſt toûjours bon de ſe tempérer, ſans prendre garde, qu'on peut tirer de leur tempérament, ou de certaines affections

dont ils font ménacez des contre-indica-
tions à leur interdire entierement l'ufage
de ces Eaux ; certains prévariquent dans
le regime de vie, qui doit être plus exact & plus régulier durant ce temps-là ;
& fouvent même dans la quantité, à laquelle on ne fçait mettre des juftes bor-
nes ; d'autres enfin, que parce qu'ils
prennent les Eaux pour des légers motifs,
croyent qu'il n'eft aucunement nécefaire
de fe contraindre par un régime fi gé-
nant ; & même, ils fe croyent en droit,
de pouvoir fe dilpenfer des remedes généraux, comme de la purgation, de la
faiguée, &c. Cependant, on paye
fouvent bien cher ces fortes d'impruden-
ces, puis qu'il eft certain, fuivant nôtre
grand Docteur, que l'excez ou abus des
chofes, quoyque trés bonnes en elles-
mêmes, eft fouvent plus à craindre que
des mauvaifes : *Optimi peffima corruptio.*

Or, donc les remedes les plus généraux, qui font jugez nécefaires avant
de fe foûmettre à leur ufage, font la
faiguée & la purgation ; le premier con-

vient généralement dans toutes les cons-
titutions phlétoriques. Dans les Maladies, qui font accompagnées d'obstructions, ou de mouvemens fébriles, parce que si les vaisseaux se trouvoient rem-
plis & distendus par une surabondance
d'humeurs, ou trop dilatez par leur grande rarefaction ou agitation, les liqueurs
ordinaires qui les enfilent, ne sçauroient
les pénétrer avec toute leur rapidité naturelle sans s'engorger, ou se couper le
chemin à elles mêmes; & moins encore,
par conséquent les Eaux Minérales, qui
en augmenteroient le volume; en forte,
que le ressort des vaisseaux en seroit forcé,
les embarras qui y seroient, deviendroi-
ent plus considerables, les Eaux même
y croupiroient faute de ne pouvoir se faire jour : ainsi, bien loin d'opérer des
bons effets, comme de démolir ces ins-
crustations salines & plâtreuses, qui
bouchent les vaisseaux, & sur tout, leurs
extrémitez capillaires, ou pores de com-
munications, charier les souffres gros-
siers, qui leur servent d'entraves & d'ar-

rêt jusques aux extrémitez des conduits
urinaires, ou vaisseaux excretoires des
glandes intestinales, aprez les avoir attenuez ; favoner enfin, & enlever cette
crasse mucilagineuse & tartareuse, qui
enduit tout l'interieur des vaisseaux, &
qui met obstacle à l'évaporation des fu-
liginositez superfluës, si elles ne trouvent des chemins & des routes praticables,
bles, pour porter leur onction salutaire
sur tout le corps des humeurs. Mais
comme la saignée, en diminuant de la
quantité du sang, donne beaucoup de
large à tout celuy qui reste, les Eaux
aprez la saignée trouveront plus de facilité à y circuler, & auront par là plus de
prise sur les humeurs vitiées qu'elles doivent mettre en jeu pour les attenuer,
adoucir, ou évacuer.

Si la saignée est indispensable dans ces
sortes d'occasions, la purgation n'est pas
moins nécessaire, avant de commencer
cette Boisson ; parce que les Eaux tombant dans les premieres voyes, à la maniere d'un petit torrent, fondent & atte-

nuent les gros des matieres dont elles
font farcies. Que si elles se trouvent trop
étrangeres, ou corrompuës, il est dangereux qu'elles ne soient entrainées soudainement par la rapidité de ce petit torrent dans la masse des liqueurs naturelles, où elles mettroient le desordre & la
confusion : ajoûtez que les sels des
purgatifs, en agitant & remuant toutes
les concretions humorales, donneront
plus d'accez au sel de nos Eaux, pour
les pénétrer & détacher successivement :
au lieu, que peut-être sans ce secours,
les Eaux ne fairoient, que leur glisser
dessus, sans les ébranler.

La purgation aura encore lieu quelque fois pendant la Boisson, & sur tout,
pour les personnes d'une complexion ca-
cochimique, parce que ces personnes se
trouvant chargées de beaucoup d'impuretez, les Eaux pourroient en fondre &
détacher plus qu'elles n'auroient de force en suite, de pousser au dehors, & qui
formeroient infailliblement des digues,
ou embarras, qui pourroient faire crou-

pir les Eaux dans differentes capacitez ;
on aura lieu d'en foupçonner , lors qu'-
on ne rendra les Eaux que fort difficile-
ment.

Enfin , la purgation eft inévitable fur
la fin des Eaux , parce que les humeurs
ayant été violemment troublées & agitées , le plus tenu a fuivi la rapidité des
Eaux ; mais le marc des miniéres humorales., qui a été brifé & attenué , a refté
en partie attaché aux rides des tuniques
interieures des vaiffaux : les glandes mêmes , ayant été longtemps abbreuvées
par ce lavage minéral , reftent encore
imbuës de ces Eaux , & peut - être de
quelques fels heterogenes qu'elles y ont
entraîné & dépofé , qui pourroient dans
la fuite repaffer dans le fang , & y exciter des mouvemens orageux. Mais comme les purgatifs agiffent principalement ,
en excitant des ébranlemens , ou fuccu-
fions dans le fyfteme glanduleux &
membraneux , en font exprimer tout le
fuperflu , & les déchargent de toutes
leurs impuretez.

Quand à la maniere de purger, elle doit varier, suivant le caractére de la maladie, & des circonstances qui l'accompagnent, l'âge, le temperament, la saison, & le sexe : de sorte, qu'on doit souvent changer de batterie ; mais il faut sur tout, se conformer à la delicatesse du temperament, & à l'humeur peccante, qu'on a en vûë de combattre. Si par exemple, la constitution du sang est telle, que la moindre chose l'enflamme & agite violemment, comme dans les sanguins & bilieux, il faudra avoir recours aux purgatifs les plus doux, & les moins échauffans.

Comme :

Prenez Tamarinds une once, Feuilles de Chicorée avec sa racine une poignée, que vous ferez bouillir legerement ensemble ; vous mettrez infuser dans huit onces de cette decoction un gros de Rhubarbe bien choisie, Sel de Prunelle, ou Poly

chreste demy gros ; & dans l'expres-
sion dilayez six gros Moëlle de
Casse , Rosée de Calabre une once &
demy , pour faire du tout une po-
tion , à prendre le matin à jeun avec
regime.

Mais si la constitution du sang se trouve limoneuse & grossiere , & que les
premieres voyes soient farcies & oppri-
mées par des amas de glaires , ou collections pituiteuses , & par là moins sus-
ceptibles de feu & d'alteration , comme
dans les melancoliques , on employera
des remedes plus puissans , & plus re-
muans.

AINSI :

Prenez Polypode de Chesne ,
& Fumeterre , tout une petite
poignée, que vous fairez bouillir
dans une quantité suffisante d'eau
commune , & dans huit onces de
cette decoction , mettez infuser trois

gros de Feuilles Orientales , Créme de Tartre demy gros , Anis quelque pincée , Rhubarbe un gros ; l'expreſſion faite , dilayez une once ſyrop du Roy Sapor , & trois gros Electuaire de Citrò, ou deux gros de Confection Hamet.

Si la conſtitution du ſang tourne à former beaucoup de ſeroſitez , comme il arrive dans les Pituiteux & Cachetiques , on compoſera un purgatif , à peu prez de la maniere ſuivante.

Prenez Feuilles Orientales trois gros , Coriandre préparé & Sel de Tartre , de chacun un ſcrupul ; faites infuſer le tout pendant une nuit , et dilayez dans ſix onces de cette expreſſion , Roſée de Calabre & de l'infuſion de Roſes pâles de chacune une once & demy, & ajoutez Poudre Cornachine quinze grains.

La poudre ſuivante , paſſe pour un excellent menelagogue , qui purge égale-

lement

lement toute forte d'humeurs, & peut
convenir au commencement & à la fin
de ces Eaux : la dofe eft environ depuis
quinze grains, jufques à demy gros,
qu'on prendra dans quelque cuillerée de
boüillon, à la maniere de tous les autres
purgatifs.

Prenez Scammonée choifie, Turå
bith Gommeux, des Hermodactes ;
Racines de Jalap, Criftal de Tar-
tre, de chacun parties égales, où
l'on ajoute quelques Cloux de Giro-
fle, pour le tout être reduit en pou-
dre.

OU ENCORE,

Prenez Rhubarbe en poudre, de-
my gros, Sel Vegetal, un fcrupule,
Mechoacan quinze à vingt grains,
Canelle en poudre huit grains ,
brouillez exactement le tout, que
vous avallerez dans un bouillon,
ou dans un ou deux vertes d'Eau
Minérale.

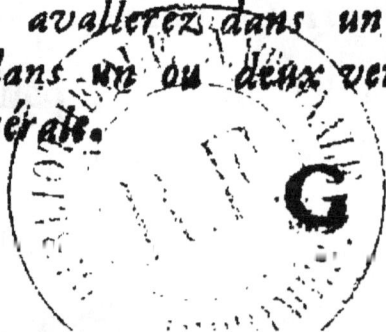

G

Il faudra encore approprier les purgatifs, au caractére de la Maladie ; pour les diarrhées inveterées, ou dysenteries, qui demandent l'usage de nos Eaux. On pourra se servir du suivant.

> *Prenez Thamarinds gras, demy once, Feuille de Pourpier & de Plantin, en tout une petite poignée, Roses rouges une pincée, Orge mondé demy poignée ; faites bouillir le tout quelque temps ensemble ; dans cette decoction, mettez infuser bonne Rhubarbe & Mirobolans citronez de chacun un gros, Santal rouge un scrupule ; & dans l'expression, dilayez une once Syrop de Roses solutif, ajoutez Rhubarbe en poudre quinze grains.*

A l'égard des Fébricitans, il sera nécessaire de les préparer & disposer aux Eaux, par la tisanne laxative suivante, que l'expérience nous a appris être un des plus souverains febrifuges.

Prenez Feuilles Orientales *six gros*, Sel d'*Abſynthe trois gros*, Sommités de petite Centaurée, de petit Chêne & d'*Abſynthe* Romain groſſiérement hachées, en tout une bonne poignée, Rhubarbe deux gros ; vous jetterez le tout ſur trois livres d'eau commune bouillante, que vous laiſſerez infuſer pendant vingt-quatre heures, de laquelle teinture le *Malade* prendra deux grands verres pendant quatre ou cinq matins conſecutifs, obſervant un bon régime.

On pourra auſſi tirer la teinture dans du vin blanc, ſur tout pour les fiévres-quartes : on ſe comportera à peu prés de même, à l'égard des autres Maladies ; c'eſt à dire, qu'on tâchera d'y joindre quelque approprié, ou ſpecifique à la nature de la Maladie. Enfin, il ſe trouve des perſonnes, qui ont tant d'horreur pour les remédes ou breuvages,

qu'on ne peut les y contraindre sans beaucoup de peine ; & en faveur de ceux-là ,
on en composera de solides.

Prenez Rhubarbe en poudre , &
Feuilles Orientales pulverisées , de
chacun demy gros, Sel Végetal un
scrupule, avec une quantité suffisan-
te de Syrop de Chicorée composé, ou
de Catholicon Fin. Vous donnerez
à ce mélange la consistance de Bo-
lus, qu'on fera avaler dans du pain
à chanter , ou Conserve.

Ou Bien :

Prenez Moëlle de Casse récem-
ment tirée deux gros , Mércure
doux douze grains , Diagrede huit
grains. Faites du tout une mixtu-
re , à laquelle vous donnerez la con-
sistance du Bolus , ou Pillule, avec
un peu de Poudre de Reguelisse.

Ou Encore :

Prenez extrait de Rhubarbe deux gros, Sel Vegetal quinze grains, Electuaire de Curo un gros & demy. Confondez le tout, pour le reduire en Pillules.

Cependant la plufpart des Beuveurs, ne cherchent poiôt tant de myftere, pour compofer leurs purgations ; puis que pour la plufpart, ils fe contentent de prendre un demy gros de Jalap, & fouvent même au delà, qu'ils jettent dans quelque verrée d'Eau Minérale fans le moindre correctif : on ne peut neanmoins que blâmer cette conduite, parce que comme le Jalap abonde en foufres réfineux, & en fels fort acres, il s'attache facilement aux rides de l'eftomac & des inteftins, & y laiffe pendant longtemps des fâcheufes impreffions; d'ailleurs en liquifiant trop les humeurs, les fait paffer pêle - mêle des premieres voyes dans la grande maffe des liqueurs, & y excite des agitations tulmutueufes

ce qui fait , qu'aprez l'ufage de ce reméde , ou fent par tout le corps des vives
chaleurs , & une altération fâcheufe.

Il eft bon de remarquer en paffant ,
que quoyque nous venions de donner des
formulaires des purgations ordinaires , il
faudra cependant varier les dofes , fuivant le tempérament & les forces du
Malade , puis que l'experience nous fait
voir fouvent , qu'un gros de rhubarbe
purge puiffamment certaines perfonnes ,
dans le temps qu'elle ne fe fait fentir aucunement à d'autres. De plus , les perfonnes , qui feront fort chargées de cui-
fine & cacochimiques , auront befoin de
venir plus d'une fois à la charge , parce
qu'un feul purgatif ne fçauroit enlever
d'un feul trait des amas fi confidérables
d'humeurs fuperfluës. Il eft même à
propos de faire précéder quelque petit
lavement , pour détremper le gros des
matieres , & donner plus de jour au purgatif , qui les doit précipiter. Enfin ,
un chacun fe conformera à l'avis de fon
Medecin ordinaire , tant pour les purga-

tifs, que des autres remédes, qui doivent précéder, ou accompagner l'ufage
des Eaux.

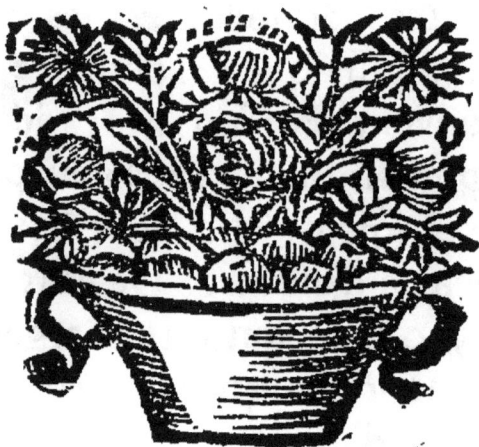

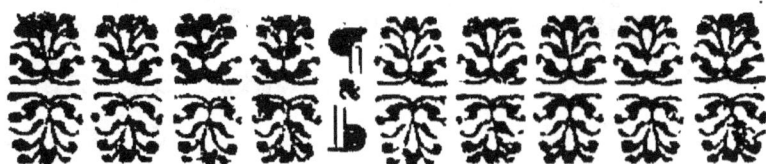

CHAPITRE XI.

De la conduite qu'il faut tenir en beuvant les Eaux, & du régime de vie qu'il faut observer.

APREZ avoir averti nôtre Beu-
veur de ce qu'il doit faire avant
de se soûmettre à leur usage, il
est temps de le conduire, & comme
par la main, jusques à la Fontaine Minérale, où il est bon qu'il se transporte,
pourvû que ses forces le luy permettent,
parce que les Eaux dans leur transport,
souffrent un petit déchet par l'évaporation de leur Sel volatil, qui est celuy
qui les rend & plus vives & plus insinu-
antes ; soit d'ailleurs, qu'il n'est pas si
facile, de s'abandonner à sa propre me-

lancôlie, par la bonne compagnie que
l'on trouve d'ordinaire à la Fontaine , &
fur tout, dans les beaux jours: foit encore,
que par le petit exercice que l'on fait
pour aller à la Fontaine , les humeurs fe
trouvent dans une difpofition plus favorable pour être alterées & évacuées par
les Eaux , à caufe de l'agitation qu'elles
reçoivent par le mouvement. Et le Poëte a eu raifon de dire : *Dulcius ex ipfo
fonte bibuntur aqua.*

Enfin , arrivez à ce port de falut, il
faut , fans confulter la foif de nôtre Malade , l'obliger à prendre huit à neuf
verres de cette Liqueur Minérale pour
le premier jour , & dans les fui-
vans , il augmentera de quelques verres ,
pour ne point furprendre l'eftomac , &
dilayer fans violence les humeurs croupies & viticés. Il eft trés difficile d'en
déterminer la jufte quantité qu'un chacun
doit en prendre ; parce que les tempé-
ramens , les forces , & les capacitez font
autans differentes , qu'il y a prefque de
differents fujets : il vaut mieux en gé-

néral, s'en tenir à une quantité plus mediocre, & prolonger la Boisson pour un plus longtemps, pour ne rien hazarder; en un mot, un chacun se conformera à la portée de son estomac, qu'il n'est jamais permis de forcer à outrance. Le sexe a pour l'ordinaire cette capacité moindre, & est d'un tempérament plus delicat, ce qui fait qu'il doit en boire avec beaucoup plus de retenuë.

Il est d'usage, de diviser la Boisson en trois parties; cette maxime est très bonne & très loüable, parce que outre, que si l'on prennoit toute la Boisson d'un seul trait, on suffoqueroit l'estomac, mais encore ce petit déluge tombant avec précipitation dans les premieres voyes, ne fairoit que glisser sur les humeurs, sans avoir le temps de les pénétrer. On ne peut déterminer l'intervalle qu'on doit laisser entre chaque prise, parce que chez les uns, elles passent plus vîte que chez les autres : en général, on doit remarquer, qu'on ne doit point venir à la seconde & derniere prise, qu'

on ne se sente un peu déchargé des premieres, afin de leur donner le temps de
s'insinuer doucement dans les vaisseaux,
sans leur faire aucune violence. Il y a
des personnes, qni ont coûtume de joindre à ces Eaux quelque Sel, comme Po-
lichresse, Cristal Minéral & Végétal ; on
ne peut absolument blâmer cette conduite, & le Sel de Fougere conviendroit encore beaucoup mieux, parce que tous ces
Sels, & sur tout ce dernier, sont des
grands aperitifs & diuretiques ; en sorte,
qu'unissant leurs forces à celles des Eaux,
agissent plus puissamment, & passent
avec beaucoup plus de celerité.

Il faut toûjours prendre le matin, &
vers le lever du soleil, pour boire ces
Eaux. Quand aux personnes, qui n'ont
point accoûtumé de se lever à si bonne
heure (comme ce petit dérangement
pourroit les incommoder tout le reste du
jour) elles pourront reculer leur Boisson
de quelque heure, à cette condition,
qu'elles reculeront aussi leur dîné à proportion, pour que la plus grande partie

des Eaux ait le temps de se vuider , dont
le cours & l'action pourroient être inter-
rompus , si on surchargeoit le corps par
des alimens à contretemps. Toute la
Boisson sera finie dans une heure , ou
heure & demy pour le plus tard. Il est
d'usage de prendre un bouillon deux heures aprez la derniere prise des Eaux : cette pratique neanmoins ne nous paroît pas
des mieux établies , sur tout , pour les
personnes , qui rendent les Eaux avec
peine , parce que n'étant qu'un extrait
des parties salino - sulphureuses des vian-
des , il peut émousser , par sa partie onctueuse & sulphureuse le Sel des Eaux encore restagantes en partie dans les premieres voyes ; ce qui fait , qu'il leur faudra beaucoup plus de temps pour enfiler
les conduits ordinaires ; ceux qui prennent un petit verre de vin blanc font
bien mieux , parce que ce vin étant aperitif & diuretique , bien loin de retarder
la circulation des Eaux dans les vaisseaux
du corps , l'accelere & les détermine à
passer plus promptement par les urines ;

& comme d'ailleurs il tient rang entre les cardiaques, échauffe & réjoüit l'eſtomac, par là l'indamniſe de la froideur que les Eaux auroient pû luy cauſer. Cependant s'il ſe trouve des perſonnes, qui rendent les Eaux avec beaucoup de facilité & en peu de temps, & d'un autre côté épui-ſées, ou émaciées, on pourra leur per-mettre un petit boüillon clairet.

La ſaiſon la plus convenable pour boi-re ces Eaux Minérales eſt ſans difficulté celle de l'Eté, & dépuis vers la ſaint Jean-Baptiſte juſques à la ſainte Croix de Septembre : car bien loin, que cette grande quantité, qu'on boit alors de liqueur froide ſoit difficile à ſupporter, au contraire, met à couvert des grandes incommoditez que cette ſaiſon nous pro-cure par ces exceſſives chaleurs, comme dégoût, alteration, inſomnies, maux de tête, chaleurs d'entrailles, & ſuffo-cations, &c. Cependant, il ne faut pas ſe perſuader, qu'il ſoit dangereux d'en uſer dans les autres ſaiſons de l'année, puis que l'experience nous a fait voir le

contraire. Et il n'y a que dépuis peu de
jours, qu'on eſt entierement revenu de
cette erreur, de croire, qu'il n'y avoit
qu'une certaine ſaiſon de l'année attachée
& propre à chaque Eau Minérale. L'Il-
luſtre Mr. FAGON eſt un des premiers, qui nous a tiré de cette erreur : &
Mr. CHIRAC, celebre Praticien,
ne fait pas non plus difficulté de faire
prendre en differens temps des Eaux Minérales ; & c'eſt dequoy nous avons
été ſouvent témoin. Cependant, ſi la
Maladie le permet, il faut toûjours
choiſir, & préférer le temps ſec, beau
& ſerein au temps froid, humide & plu-
vieux. Soit que dans ces derniers, l'Eau
en paroît plus molle, & eſt plus difficile
à ſupporter, parce qu'il peut ſe faire, que
pour lors il en tranſude d'étrangere par
les crevaſſes de la terre, qui s'immiſceant
à la minérale, en groſſit le volume, &
la rend un peu plus pareſſeuſe ; ſoit d'ailleurs, que ces temps ſont plus triſtes &
ennuyans, & privent les Beuveurs des
promenades ordinaires, ou autres exerci-

ces amuſans. Et c'eſt peut - être ce qui
auroit pû donner occaſion au Poëte de
s'eſcrimer de la ſorte :

> *Non turbent nigrantia nubila cœ-*
> *lum ;*
> *Nec pluvio dulces contriſtent frigo-*
> *re terras.*
> *Clara dies hilarat mentes , & cor-*
> *pora firmat.*

Si l'on ſe trouve preſſé de prendre les
Eaux dans toute autre ſaiſon , il faudra y
apporter de plus grandes précautions ,
comme dans le temps froid , il ſera bon,
pour ne point glacer l'eſtomac par cette
copieuſe Boiſſon froide , d'en faire mon-
tre au feu , pour dégourdir ces Eaux,
prendre les premieres priſes dans le lit ,
en diminuer la doſe , les aiguiſer par
quelque Sel aperitif diuretique & purgatif , reïterer plus ſouvent la purgation ,
afin de les faire paſſer avec plus de dili-
gence. Il eſt utile encore de mâcher ,
ou avaller quelque peu de Canelat , ou
Anis couvert aprez chaque priſe d'Eau,

pour réjouïr & confoler l'eftomac de la grande froideur des Eaux, & fur tout pendant ce temps-là. Enfin, il eft important de recommander un peu d'exercice, pendant l'intervalle qu'on met entre chaque prife d'Eau, & même quelque temps aprez avoir fini l'entiere Boiffon; pour en accelerer la décharge, & donner du mouvement à differentes humeurs croupies, qui pourroient en retarder le Cours; fe reffouvenant cependant de ne point pouffer trop loin l'exercice, & jufques à fe procurer des fueurs, qui non feulement affoibliroient trop le Malade, mais encore en déterminant une partie des Eaux par l'emonctoire univerfel, chargées des parties les plus voatiles de leur Sel, & de celuy des humeurs, le feul marc des recremens refteroit dans la maffe, fans étre évacué; & par confequent cette diverfion feroit nuifible.

Aprez avoir rendu une bonne partie des Eaux, un chacun s'approchera infenfiblement de fon logis : & fi l'heure du

diné

diné n'eſt point encore venuë, on ſonge-
ra à amuſer le temps par quelque recré-
ation, ou jeu des plus innocens, qui
ne demande point d'attention particuli-
re. L'heure du diné ſera celle de onze,
ou de douze, pour les plus pareſſeux,
ou du moins, toûjours quatre heures
aprez la derniere priſe. On ne peut encore aſſez recommander la ſobrieté & la
modération dans le repas, tout comme
d'éviter la diverſité des mets, & la varie-
té preſque infinie des aſſaiſonnemens ;
parce qu'un ſeul ferment n'a pas la force
de diſſoudre également une ſi copieuſe
quantité d'alimens, & d'une nature
ſouvent oppoſée ; de ſorte, qu'on riſque de payer bien cherement le plaiſir
qu'on a trouvé dans la diverſité & dans
le raffinement, par des indigeſtions &
cruditez, qui effacent ſur le moment
toutes les impreſſions ſalutaires, qu'on
avoit déja reçû de la part des Eaux. Il
faut donc s'en tenir au rôti & boüilli,
dont le Mouton, le Veau, les Pigeon-
naux, & jeunes Volailles, fairont la ba-

se. On bannira du dessert toute sorte de
Fruits, Salades, Laitages ; on pourra
leur substituer quelques Biscuits, Maca-
rons, Confitures, mais des moins su-
crées.

Comme toutes les passions ont un grand
empire sur nous, & changent considéra-
blement l'uniformité du mouvement de
nos humeurs, en faisant influer les esprits
avec tant de rapidité & d'ardeur, qu'ils
allument les humeurs sur lesquelles ils
tombent, comme dans la colere, &c.
ou bien en suspendant ce même cours
des esprits, comme dans la tristesse, les
fortes applications, &c. il ne faut pas
douter, qu'elles ne soient capables d'interrompre les heureux effets, que les
Eaux auroient pû commencer de produire : au lieu, qu'il n'y a rien qui soit mieux
en état d'entretenir la masse de nos Liqueurs dans un certain calme ou justesse
de mouvement, que des petits plaisirs
doux & innocens, comme conversations,
lectures, promenades, petits jeux, ou
tous autres petits exercices, qui ne sont

point en état d'émouvoir trop les paffi-
ons ; parce qu'ils attirent des effufions
douces & régulieres des efprits fur tout
le corps des humeurs, qui les maintiennent dans un train de mouvement & de
fermentation unanime & régulier, dans
lequel confifte la plus folide fanté. Enfin, un chacun fera tous fes efforts, pour
ne point s'abandonner, ni à la trifteffe,
ni au chagrin pendant les aprés - dinées,
en cherchant dequoy s'occuper légére-
ment, au gré de fon inclination, de la
maniere, que nous venons de le propo-
fer. L'heure du foupé étant arrivée, qui
fera vers les fix heures ; & aprez quelque petite promenade, ou autre léger
exercice, on penfera a fe coucher, c'eft
à dire, vers les neuf à dix heures.

Sat eft quiete dulci
Feffum fovere corpus.

Un chacun fçait, par fa propre experience, que les grandes veilles allument
beaucoup le fang ; & d'ailleurs, comme

pendant la Boiſſon, il faut ſe lever un
peu plus matin, & que même pendant
ce temps, on ſe trouve plus fatigué,
ſoit par les effets de la Boiſſon, que par
des exercices plus fréquens, il eſt néceſſaire d'accorder au corps un peu plus de
temps, pour le refaire de toutes les fati-
gues du jour.

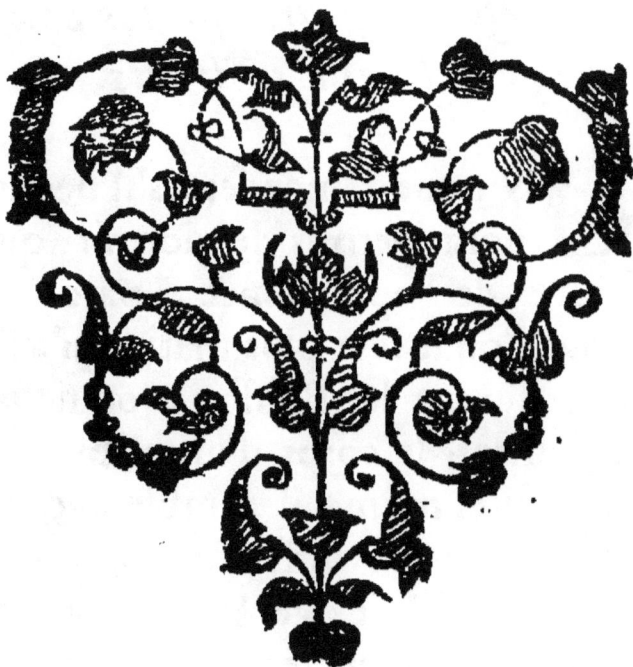

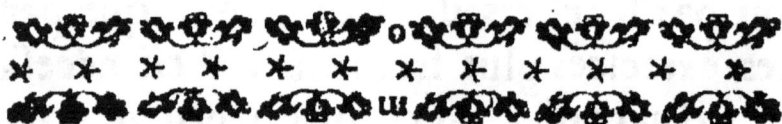

CHAPITRE XII.

Où l'on réfout quelques difficultez ; dont il eſt néceſſaire que les Beuveurs ſoient inſtruits.

1°. ON nous demandera, s'il ne ſeroit point permis de dormir quelque heure de l'aprés-dinée, parce qu'outre, que l'on ſe leve plus matin qu'à l'ordinaire, durant la Boiſſon, on ne peut point fruſtrer le corps d'un tribut ſi légitime, lequel même il ſemble, que la nature épuiſée par différentes & copieuſes évacuations, exige & réclame abſolument ; puis qu'on ſent pour lors une ſecrete inclination, qui nous fait tomber dans un aſſoupiſſement involontaire ; où l'on ajoûte encore, qu'il y a des gens qui ont contracté depuis longtemps cet·

te habitude., de dormir quelques heures
de l'aprés-dinée, & qu'on ne peut fou-
dainement leur faire perdre fans danger.
On répond, que le fommeil de l'aprés-
dinée, eft toûjours nuifible, & fur tout
pendant les Eaux ; parce que le corps
étant encore tout abbreuvé & imbu des
Eaux, il eft dangereux, que toutes les
parties ne tombent dans un relâchement
ou affaiffement; duquel peut-être elles
ne fçauroient fe relever, à caufe de la
privation des efprits, qui ne coulent
qu'en fort petite quantité dans les orga-
nes pendant ce temps. De plus, la chaleur de l'eftomac venant à être confidérablement diminuée par le défaut des efprits, qui ne reluifent prefque pas pour
lors, étant retenuës dans le cerveau par
l'affaiffement de fes glandes, la digef-
tion en fera immancablement détour-
née. Ajoûtez d'ailleurs, qu'il eft trés
rare, de voir des gens, qui ayant rendu toutes leurs Eaux pendant la matinée,
& on fufpent leur évacuation pendant le
fommeil, qui les intercepte toutes, à

part l'infenfible tranfpiration , au rapport d'Hypocrate : il eft fi vray , que
le fommeil eft fi funefte pendant la Boiffon , qu'il y a des Auteurs , qui nous
affûrent en avoir vû tomber immédiate-
ment aprez dans un paroxifme apoplec-
tique. Sommeil encore , que l'Ecole de
Salerne condamne fi fortement , même
dans tous les autres temps , qu'elle ne
fait pas difficulté de le mettre au rang des
chofes les plus oppofées , ou nuifibles à
la fanté de l'homme ; comme il eft facile
d'en juger par les Vers qu'elle a inferé au
premier Chapitre de fon Livre.

> *Si vis incolumen , fi vis te red-*
> *dere fanum ,*
> *Curas tolle graves , irafci crede*
> *profanum ,*
> *Parce mero , cœnato parum , non*
> *fit tibi vanum*
> *Surgere poft epulas , fomnum fuge*
> *meridianum.*

2°· On nous demandera encore , fi
les pertes menftruelles du fexe , furve-

nant pendant la Boiſſon , on feroit obligé d'y avoir égard , & d'en ſuſpendre
tout uſage. On répond , qu'il n'y a
point à balancer un ſeul moment , puis
qu'on ſçait par des experiences , mêmes
trop communes , que ſouvent peu de
choſe eſt capable d'en détourner le cours ,
ou le prolonger exceſſivement ; ce qui a
toûjours des ſuites trés fâcheuſes ; d'autant plus , que ces Eaux par la qualité
qu'elles poſſedent , d'être attenuantes ,
inciſives , évacuantes , abſorbantes
&c. en dégageant trop le ferment ute-
rin , luy donneroient plus d'action , ce
qui rendroit la perte immoderée ; ou du
moins , en l'abſorbant , le précipiteroi-
ent , ou évacueroient en partie par les
voyes ordinaires , ce qui rabattroit de
ſon énergie , & par là on arrêteroit cette hœmorragie periodique ſalutaire , &
donc les retours ſont ſi réguliers dans l'é-
tat naturel , qu'ils ſemblent tenir lieu de
regiſtre dans ce ſexe , pour deſigner leur
bonne & parfaite ſanté ; en ſorte , qu'-
on ne peut les interrompre ſans danger

imminent.

3°. Quelqu'un voudra sçavoir , s'il
est plus avantageux de rendre les Eaux
qu'on aura prises , plûtôt par les selles ,
que par les urines. On répond , qu'il
seroit à souhaitter qu'elles se partageas-
sent par l'une & l'autre voye ; pour d'un
côté , pouvoir enlever le gros des crasses des premieres voyes , ou seculences
heterogenes ; & de l'autre , en repas-
sant tout le tissu du sang , en suivant les
routes de la circulation , mieux amander
les vices , qui luy sont propres , se
charger plus facilement de Sels étrangers , qui le contaminent , enlever toutes les digues ou embarras , qui inter-
rompent son mouvement , le dégager
& laver enfin de toutes ses impuretez :
mais quoy qu'elles n'agissent souvent
que par les urines , on ne doit pas deses-
perer de leur succez , puis qu'il est facile
d'ailleurs , d'emporter , & de précipiter
les putrilages des premieres voyes par
quelques purgatifs.

4°. Et en dernier lieu , nôtre Beus

veut déja impatient, & lassé du régime, &
d'un si copieux breuvage, & enfin languis-
sant de son domestique, desire sçavoir le
terme de sa Boisson. On luy répond, que
quoyque le terme ordinaire , & tel que
l'usage a introduit & fixé, soit de neuf à
dix jours ; cependant , on se trouvera
quelque-fois obligé , de les pousser plus
loin , ou du moins , aprez s'être délas-
sé quelques jours ; parce qu'il est des
Maladies dont les racines sont si profon-
des , que de si petites couches d'Eau ne
fairoient qu'effleurer & blanchir : ainsi
que les personnes, qui ont des Maladies
opiniâtres & chroniques , en fairont un
plus long usage, ou du moins les reïte-
reront plusieurs fois dans l'année. On
avertit aussi , qu'il n'est pas prudent de
partir le dernier jour de la Boisson , ou
le jour du remede purgatif, comme il
arrive à plusieurs , puis que la fatigue &
le mouvement , pourroient détourner
l'évacuation des Eaux, dont le corps
n'est pas encore tout-à-fait déchargé , ou
bien l'action du purgatif, & d'où il

pourroit naître des accidens trés facheux, ainsi que nous l'avons veu arriver. On se souviendra encore de garder un régime un peu exact quelque temps aprez avoir fini l'entiere Boisson, puis qu'on ne ressent pour l'ordinaire les bons effets des Eaux qu'aprez quelque temps ; parce que les humeurs ayant été diversement agitées, mûës, & alterées, il leur faut un certain intervalle, pour rentrer dans une situation tranquille & naturelle.

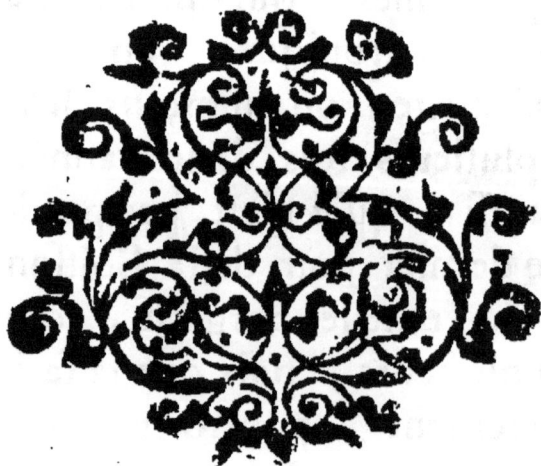

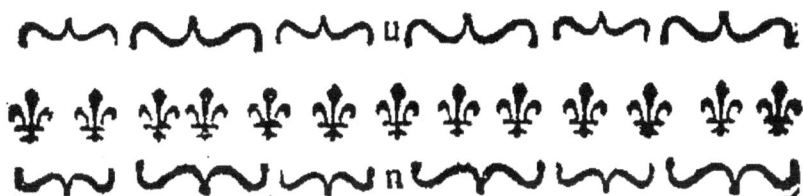

CHAPITRE XIII.

*Des accidens, qui surviennent pen-
dant la Boisson, & des Remédes qui leur conviennent.*

S'IL arrive quelque-fois pendant la
Boisson de ces Eaux, certains accidens, qui jettent souvent les Malades
dans une grande consternation : on re-
marquera aussi, qu'ils ne surviennent à
certaines personnes, que pour avoir
omis quelques-unes des précautions es-
sentielles cy-dessus marquées, ou pour
avoir erré dans le regime de vie, ou
commis des excez considérables.

Le plus familier est le vomissement,
qui dérive ou de la foiblesse de l'estomac,

Ou peut-être d'une trop copieuse & trop
soudaine Boisson, ou parce qu'on n'a pas
fait précéder les purgatifs, ou pour avoir
excedé dans le mangé ; de sorte, que les
premieres voyes se trouvent si farcies, que
les Eaux ne pouvant se faire jour, sont o-
bligées à regorger, comme il arrive, à peu
prez, à ceux qui sont travaillez de la faim
canine, qui pour trop surcharger l'estomac coup sur coup par des alimens, ne
trouvant point d'abord à se placer, sont
obligés à remonter par la forte pression
qu'ils font sur les fibres musculaires du
ventricule, ou du pilore, & changent
leur mouvement vermiculaire de bas en
haut, & par là se trouvent dans une nécessité indispensable de dégobiller la plus
grande partie de ce qu'ils ont pris ; ou
encore, parce ces Eaux, en détrampant
& dilayant les glaires croupies dans ces
endroits, dégagent des Sels étrangers,
capables d'irriter assez fortement les fibres musculaires des parties où elles
séjournent, & les faire contracter assez
rudement avec leurs antagonistes, pour

foüetter au dehors tout ce qu'elles renferment dans leurs interstices : ou enfin, parce que le volatil de nos Eaux venant à s'unir à un souffre bilieux, ou à mettre en jeu une bile épanchée & croupie, qui porte avec elle un caractère antimonial, produit ces sortes de vomissemens. Or, dans tous ces cas, on ne doit aucunement s'alarmer, parce que s'il provient d'une trop copieuse & soudaine Boisson, & peu proportionnée à la delicatesse de l'estomac, il n'y a qu'à la modérer & régler ; s'il survient, parce qu'on aura négligé les purgatifs, & qu'on sente de grands embarras dans les premieres voyes, on réparera la faute, par des nouveaux, ou bien, si ce sont des amas de glaires, ou dépôts bilieux, qui pourroient éluder l'action des purgatifs par leur tenacité ou adhérance, & que le sujet se trouve un peu robuste, on luy présentera six ou huit grains de tartre stibié dans un boüillon, & en attendant il suspendra le cours de sa Boisson, jusques à ce qu'il sentira son estomac entierement libre & dégagé.

Le dévoyement se mêle aussi fouvent de la partie , qui n'eſt gueres
moins fâcheux & incommode. Si
toute-fois , il n'eſt point violent , & accompagné de tranchées , on pêcheroit
contre les loix du bon ſens & de la rai-
ſon , de l'arrêter & interdire , puis que
ce feroit renfermer le loup dans le ber-
cail , que de retenir ce torrent de matieres , dont le ſejour & tranſport dans la
maſſe du ſang feroit capable d'exciter mil-
le orages : cependant , ſi cette évacuation étoit conſidérable , & ménaçoit par
le grand épuiſement de quelque danger ,
il faudroit ſonger à y remédier inceſſam-
ment. Que ſi donc, il reconnoît quelque défaut de cuite dans les alimens , &
une digeſtion pervertie , on y pourvoira
par les purgatifs ſtomachiques & fortifi-
ans ; de même , que s'il émane d'un
relâchement de fibres ſtomacales , inteſ-
tinales, ou de glandes , ou enfin , de
quelques ſucs étrangers aigres ou amers ,
qui les irritent violemment : ainſi , aprez

avoir délaiſſé la Boiſſon , & aprez avoir
mis en uſage quelques purgatifs appro-
priez, on ſoumettra le malade à une Opiate abſorbante & corroborante, compoſée
avec la Rhubarbe, le Kina , les Coraux,
les Trochiſques de Karabe , les Sels
d'Abſinthe , la Theriaque , ou quelque
Confection , .&c.

La rentention de ces mêmes Eaux eſt
eſt encore bien plus dangereuſe , c'eſt à
dire , lorſqu'elles ne paſſent ni par l'une ,
ni l'autre voye , & qu'elles s'arrétent
dans les principales capacitez , comme
dans le ventricule , les inteſtins , la veſ-
ſie , le corps des glandes , l'interſtice
des membranes , ou fibres muſculaires ,
où elles produiſent par leur ſéjour des
ſymptomes à tout faire craindre : cela
peut provenir certaines fois de ce qu'on
aura négligé de faire précéder les remédes généraux , qui auroient débouché les
conduits , & donné des iſſués libres aux
Eaux , ou parce qu'on aura commis des
excez , qui auront fourni des nouvelles
matieres capables de former differens tra-

vers

vers dans les secrets arrosoirs de l'auto-
mate humain, qui s'opposeront à leur
circulation ; ou parce qu'on en aura prises en trop grande quantité, & trop
soudainement ; de sorte, qu'étant tom-
bées trop rapidement dans ces capacitez,
les auront distenduës à la maniere d'un
balon, & dont les fibres se trouvant
hors la portée de leur ressort, ne pourront plus se contracter, pour les foüetter, & en accelerer la décharge ; ce
qui sera suivi infailliblement de gonfle-
mens, de tensions, & d'engourdissemens de tous les membres ; parce que
par leur sejour, minent insensiblement
tout le tissu des parties, & finalement se
font jour à travers les interstices des fibres, & en s'y accumulant posent les
fondemens d'une hydropisie, ou de quelque affection saporeuse. Or, dans ce
cas, il faut commencer par quitter
les Eaux, pour en venir à des purgatifs
hydragogues en forme solide, pour ne
point augmenter le volume des liquides,
comme avec la Poudre Cornachine, la

I

Poudre Panchimagogue cy-deſſus decri-
te, l'Electuaire de Citrò, mais ſur tout,
avec l'Eau de Vie Allemande, qui eſt
un de plus puiſſans, & des plus heureux
hydragogues, compoſée de cette ſorte.

Prenez Racines de Jalap et d'I-
ris de Florence deux gros de chacu-
ne, Canelle demy gros, Anis ou
Coriandre quelque pincée ; concaſ-
ſez groſſiérement ces Racines, met-
tez infuſer le tout ſur une livre de
bonne Eau de Vie dans une bouteille
bien bouchée pendant vingt - quatre
heures, ayant ſoin de la remuer de
temps en temps. La doſe eſt depuis
une once juſques à trois.

☞ On reïterera plus d'une fois ces mêmes Purgatifs, & dans les intervalles le
Malade ſe laiſſera pouſſer quelque petit
lavement : on luy conſeillera en ſuite
quelque Opiate deſſicative & fortifiante,
pour redonner aux parties leurs tonùs,
ou degré de tenſion naturelle.

Enfin, il survient à certains Beuveurs,
mais rarement, des engourdissemens,
goutes-crampes, ou une espece de fourmillement vers le gras de la jambe, neanmoins ces accidens sont les moindres,
& ont coûtume de passer en fort peu de
temps ; parce que ne reconnoissant qu'-
un petit relâchement des fibres musculaires, qui composent le gras de la jambe,
ou compression des petits filets nerveux,
qui les traversent par une serosité croupissante, qui les a minées insensiblement, ou en distendant trop les vaisseaux, comprime les filets nerveux, qui
y sont répandus, & fait intercepter le
cours aux esprits ; ou enfin, parce que
cette même serosité se trouve chargée de
sels, qui sont des restes & des debris de
ceux que les Eaux ont détachez des differentes miniéres humorales, & qui n'ont
pû tout à la fois, sans differentes circulations, enfiler les meats excretoires, pin-
cent & irritent ces ramaux nerveux, &
y font couler les esprits irrégulierement,
& causent cette espece de fourmillement ;

or , ce qui donne occasion à cette humeur lymphatique , de séjourner dans
ces parties plûtôt que dans d'autres ,
c'est que toutes les liqueurs ont plus de
peine à remonter des extrémitez inferieu-
res , à cause de la situation perpendicu-
laire de la machine , & par consequent
se trouvant pour lors plus abondantes ,
à cause que la grande boisson augmente
leur volume , doivent necessairement faire quelque petit sejour dans ces endroits ,
gonfler & tirailler les vaisseaux qui les renferment , ou enfin peut être , parce qu'-
elles y trouvent des embarras particuliers ,
qui les y détiennent.

Quoÿque ces accidens soient forts pas-
sagers , parce qu'à mesure , que les eaux
s'évacüent , la grande tension des vaisseaux diminuë ; neanmoins s'ils impor-
tunoient beaucoup , on les fairoit cesser
par quelque petit exercice , qui accelerera
l'action de cette lymphe croupissante , ou
par des frictions reïterées avec des lin-
ges chauds , ou imbus d'eau de vie , ou
de la Reine d'Hongrie , ou des macera-

tions d'herbes nervales dans du gros vin,
comme de Lavande, de Sauge , de Romarin , de Laurier , &c.

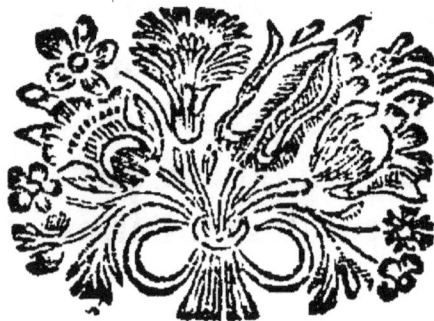

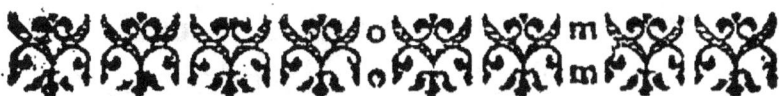

CHAPITRE XIV.

*Où l'on donne quelques Avertif-
femens touchant le transport
des Eaux.*

AVANT de mettre la derniere
main, & d'appofer le dernier féau
à ce petit Ouvrage, nous nous fommes
crûs obligez, d'avertir ceux qui n'ont pas
la commodité de venir prendre ces Eaux
fur les lieux, pour des raifons qu'un chacun peut avoir, d'employer plus de précautions qu'ils ne font pour s'affûrer de la
fidelité de leur tranfport; puis qu'on a
veu des gens aller dans d'autres endroits
du voifinage, où il fe trouve quelques
fources minérales approchantes, mais
dans le fonds fort differentes, pour charger des eaux, qu'ils ont fait paffer en-
fuite, fans fcrupule, pour des Eaux de

Vic. D'ailleurs, comme nos Eaux renferment un fel trés volatil qui leur concilie
beaucoup d'activité & de pénétration, fi
on n'a foin de choifir des vaiffeaux particuliers, & qu'il faut boucher avec beaucoup de régularité, il s'exhale fort facilement.

Ainfi pour les conferver dans toute
leur pureté & énergie, ou du moins autant qu'il eft poffible, il faut fe munir
des vaiffeaux ou bouteilles de verre qui
foient forts & doubles, ou encore de grés;
cependant je fçay que l'ufage du Païs
n'eft pas tel, puis qu'on les voiture ordinairement dans des barrils ou tonneaux
de bois; mais j'efpere qu'on reviendra
facilement de cét abus, fi l'on fait attention, que le bois eft naturellement fort
poreux & fur tout celuy de Chêne, dont
ils font pour l'ordinaire fabriquez, & qui
d'ailleurs renfermant beaucoup d'huile &
de fel effentiel; il arrive, que par le fe-
jour que les Eaux y font, le pénétrent, &
fondent fon Sel, qui venant à s'u-
nir & allier avec celuy des Eaux en chan-

ge le caractére & cela eſt ſi vray qu'a-
prez y avoir ſejourné un temps conſidérable, on voit ſouvent changer ces eaux
de couleur & de goût, & tirer une véritable teinture du bois ; en effet, il n'eſt
guere d'endroits dans le Royaume où l'on
diſtribuë des Eaux Minérales, qu'on ne
s'attache d'en faire le tranſport dans le
verre ou dans le grés ; prévenus appara-
ment auſſi bien que nous, qu'elles s'y
maintiennent beaucoup mieux , & ſans
aucune riſque d'alteration , le verre ou le
grés ne pouvant rien leur communiquer
du leur.

On doit encore ſe reſſouvenir de les
boucher avec la derniere exactitude avec
du liege & de la cire au pardeſſus, en obſervant de laiſſer un petit vuide dans la
bouteille ou vaiſſeau, qui autrement riſ-
queroit de ſe caſſer par l'action & les efforts des ſels volatils , qui entretiennent
le phlegme dans un mouvement inteſtin
perpetuel, & l'air qui s'y trouve concentré dans une violente rarefaction , qui
faute d'eſpace pourroit forcer les paroirs

du vaiſſeau & juſques à faire ſauter le
tout; côme c'eſt là le propre de toutes les
liqueurs ſpiriteuſes & fermentatives, ainſi
qu'on l'a veu arriver: j'en ay eu gardées
un fort longtemps dans du verre bien fort
& régulierement bouché, qui avoient
preſque la même vigueur que dans leurs
premiers jours. Il eſt encore bon d'obſer-
ver, que le jour de leur tranſport elles pa-
roiſſent troubles & ſans grande vivacité, à
peu prez côme le vin qui viét d'être récé-
ment voituré, à cauſe de la diſſociation ou
déplacement des differens principes qui le
compoſent, qui roulant confuſément dás
le trajet interieur du liquide élement agi-
té à cauſe des ſecouſſes continuelles qu'ils
reçoivent de toutes parts, ſe ruent préci-
pitament les uns ſur les autres & par là
ſe depriment mutuellement, en telle ſorte que le ſel volatil ſulphuré, qui eſt l'ame
de cette raviſſante liqueur vegetale, ne
peut plus s'échaper pour nous faire ſentir
ces douces épreintes, & faire reluire u-
ne certaine vigueur, qui luy eſt naturelle,
juſqu'à ce que par le repos, chaque prin-

cipe aura repris fa premiere fituation mé-
chanique ; & c'eft ce qu'on remarque généralement dans toutes liqueurs fpiriteu-
teufes. Ainfi, tout comme le vin ne recou-
vre fon feu naturel que par le repos, il faudra auffi en donner quelque peu à ces
Eaux, & d'autant qu'elles fe trouvent
chargées de beaucoup moins de principes
& même plus dégagez, c'eft à dire, par
rapport à une égale maffe, il arrive auffi
que dans moins de temps ils fe trouvent
remplacez dans l'ordre naturel ; de forte,
qu'il faut les laiffer un jour tout au moins
de repos dans un lieu tranquille avant de
s'en fervir. Enfin, ceux qui voudront encore mieux s'affûrer de la fincerité de
ces Eaux, auront foin de faire expedier
fur les lieux un Certificat qu'on ne refufe
à perfonne ; & à cét effet, on s'addreffera
au Concierge, qui fait la diftribution de
ces Eaux, qui fera muni du Cachet ordinaire, & de Nous figné.

FIN.

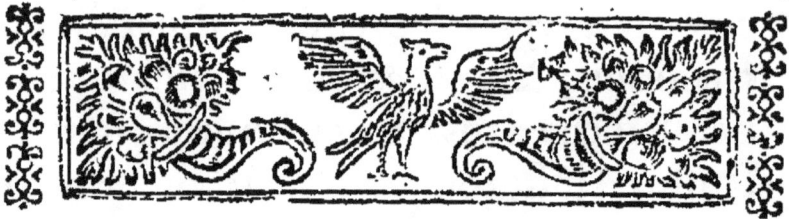

TABLE
DES MATIERES.

Ce méme Sel précipite les diſſolutions du
Sublimé corroſif , comme pluſieurs autres
Sels alkalis ,   *Ibidem.*

Il verdit le Syrop violet , la teinture de
Fleurs des Mauves ,   page 40.

Divers changemens de couleur produits par
ce Sel ſur differentes teintures ,   *Ibidem.*

Autres effets ſinguliers de ce Sel , page 41.

Remarques faites ſur la diſpoſition & arrange-
gement de ſes parties à la faveur du Microſco-
pe ,   *Ibidem.*

Ce Sel eſt un véritable alkali fixe , page 42.

Exiſtence d'un Sel volatil dans ces Eaux de
la méme nature ,   *Ibidem.*

Parallele du Sel , de cette Réſidence avec
celuy de pluſieurs Metaux & Minéraux , qui
fait la baze de differentes Eaux Medecinales
uſuelles ,   page 44.

Ce Sel n'a rien de commun avec le Mercure : differens effets qui le prouvent , page ,   45. 46.

Le Fer n'entre point dans la compoſition
des ces Eaux , & par quelles raiſons ? *Ibidem.*

Experiences , qui font voir qu'elles ne ſont
pas vitriolées ,   page 47.

Autres , qui ne permettent pas de croire
qu'elles ſoient ſouffrées ,   page 48.

Ces Eaux ne renferment aucun Bithume ,
page   49,

Experiences rapportées , qui font voir que
le Sel trouvé dans ces Eaux , n'a rien de comy

Nécessité

Fin de la Table des Matieres.

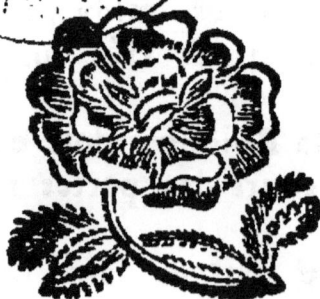

ERRATA.

Page 10. ligne 5, chatier, *lifez* charier.

Page 31. ligne 22. parois, *lifez* paroirs.

Page 54. ligne 6.   *iflæ*, lifez *ifle*.

Page 69. ligne 19.   Eeaux, *lifez* Eaux.

Page 95. ligne 17.   *tout*, lifez *en tout*.

Page 96. ligne 23. & dern.   menelagogue, *lifez* panchimagogue.

Page 98. ligne 8.   *peiite*, lifez *petite*.

Page 99. ligne 23. & dern.   ou, *lifez* en.

Page 108. ligne 16. reflagantes, *lifez* reftagnantes.

Page 118. ligne 18. retenuës, *lifez* retenus.

Page 118. ligne 22,   ayant, *lifez* ayent.

Page 119. ligne 6. paronifme; *lifez* paroxifme.

Page 122. ligne 13.   ainfi, *lifez* de forte.

Page 127. ligne 18.   cuile, *lifez* cuite.

Page 129. ligne 20. faporeufe, *lifez* foporeufe.

9 7 8 2 0 1 1 3 2 1 2 8 2